*Mori Style How to eat*

# きれいな人の
# 老けない
# 食べ方

森 拓郎
Takuro Mori

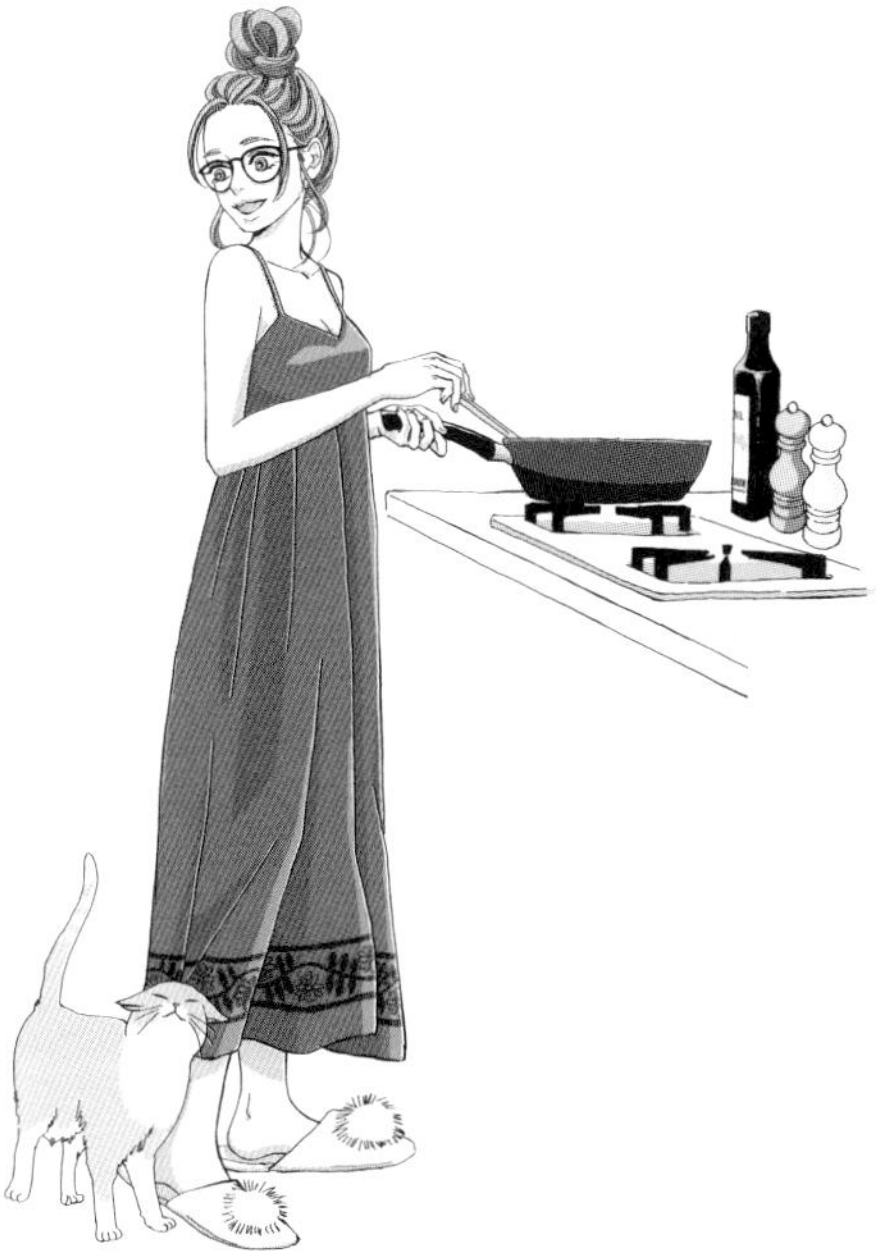

SB Creative

# やせても老けたら台無し。

女性の「やせたい」は、正しくは「きれいになりたい」ことだと脳内で変換するようにしています。やせるという言葉のせいで「体重が減ればきれいになる」と勘違いをしていることが多く、これはイメージ力と知識が不足しているからだと私は思っています。おそらく漠然とこういう状態になりたいというイメージは湧いていて、それが今より体脂肪が少ないやせて見える状態だから、単純に体重を減らせばそうなると考えてしまう。その結果、安易に食事を減らしたり運動をしたりしてみる……。こんな方法を思春期から続けて失敗を繰り返しているのではないでしょうか?

本書は体重を落とすことを目的としたダイエット本ではなく、美容と健康の観点から、大人の女性が正しい食事と運動を行って、老けずに美しくなれることを目的とした内容になっています。実は当たり前のことばかりで、私の今までの本にも書いてあるし、ネットで見かける内容も多く、真新しい情報も少ないかと思います。しかし、流行りのダイエットに手を出しては失敗を続ける女性たちに指導する仕事をしているなかで、これ以上のやるべきことはないと確信をしています。むしろ、その当たり前のことがなぜ必要なのかを理解していないから、すぐに効果が出ると謳った訳の分からない方法に手を出してしまうのだと思っています。

糖質制限や断食で体調がいいなら、それはその人に合っているのかもしれませんが、むしろ体調を崩して貧血や生理不順、リバウンドしてから余計に食生活が乱れたなどの話は後を絶ちません。それは、その人がそもそもそういった無理のきく方法に対応できるほどのカラダではなかったからです。私は、世界的にもやせ民族である日本人にとって、こういった方法に適応できない人が半数以上だと思っています。たとえば、女性の多くを悩ませている貧血が、食事制限をして改善できるイメージが私には思い浮かばないし、隠れ肥満の女性が断食をして効果が出るわけがないと思います。糖質の摂取をやめる覚悟もない人が糖質制限を短期でやる意味も理解ができません。

自分にとって何が必要なのかが分からないのは、圧倒的な知識不足のせいです。知識がないと、自分が何をすべきかを考えることもできないのです。皆さんが本書を読むことで、エサのような食事や食べないダイエット、ガムシャラな運動を今すぐやめて、ただ「やせたい」ではなく、どうきれいになりたいか、そのためにはどうすべきかを具体的に表現ができる人になれることを期待しています。

森 拓郎

## 目次





# Chapter 01 たるまない食べ方

# Contents

## Chapter 02 やつれない食べ方



## Chapter 03 疲れない食べ方

Chapter 04

## くすまない食べ方



Chapter 05

## 老けない食べ方 生活習慣／実践編

*Contents*

## 年齢を重ねても、
## なぜかキラキラ輝いている女性の秘密

# きれいな人の生活を覗き見！

いくつになってもきれいでいたい。
自分なりのきれいをずっと追求したい――。
エクササイズ、エステ、新しい服を買うなど、
どれも大事なことですが、
なんといっても外せないのはダイエットでしょうか。
では、食事制限さえすればきれいは手に入る？
その疑問に答えるべく、きれいな人の生活を覗き見して、
どんなものを食べているのかチェックしてみました。

# How to eat

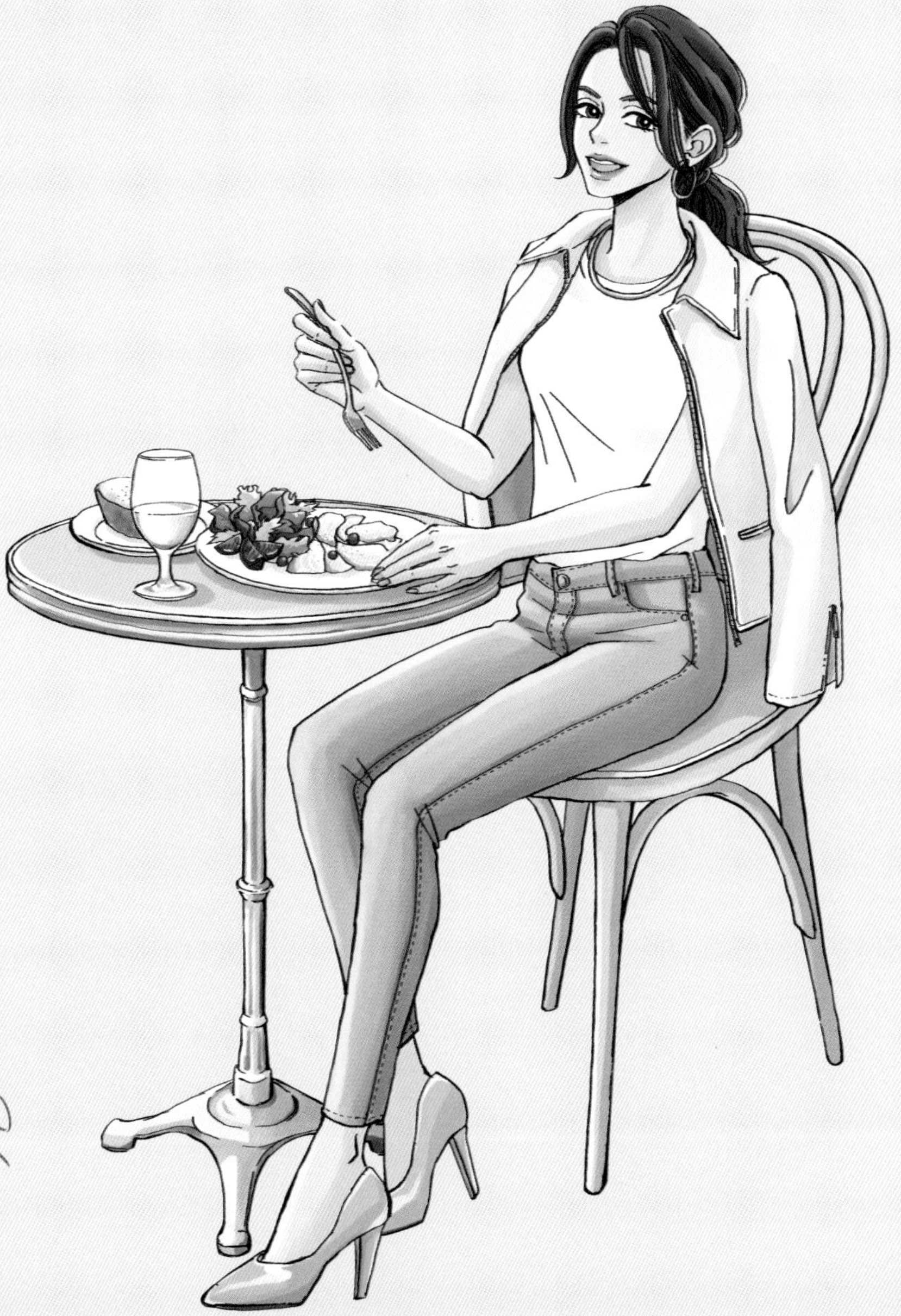

# 1

# ランチは和定食をチョイス。残さずしっかり完食します

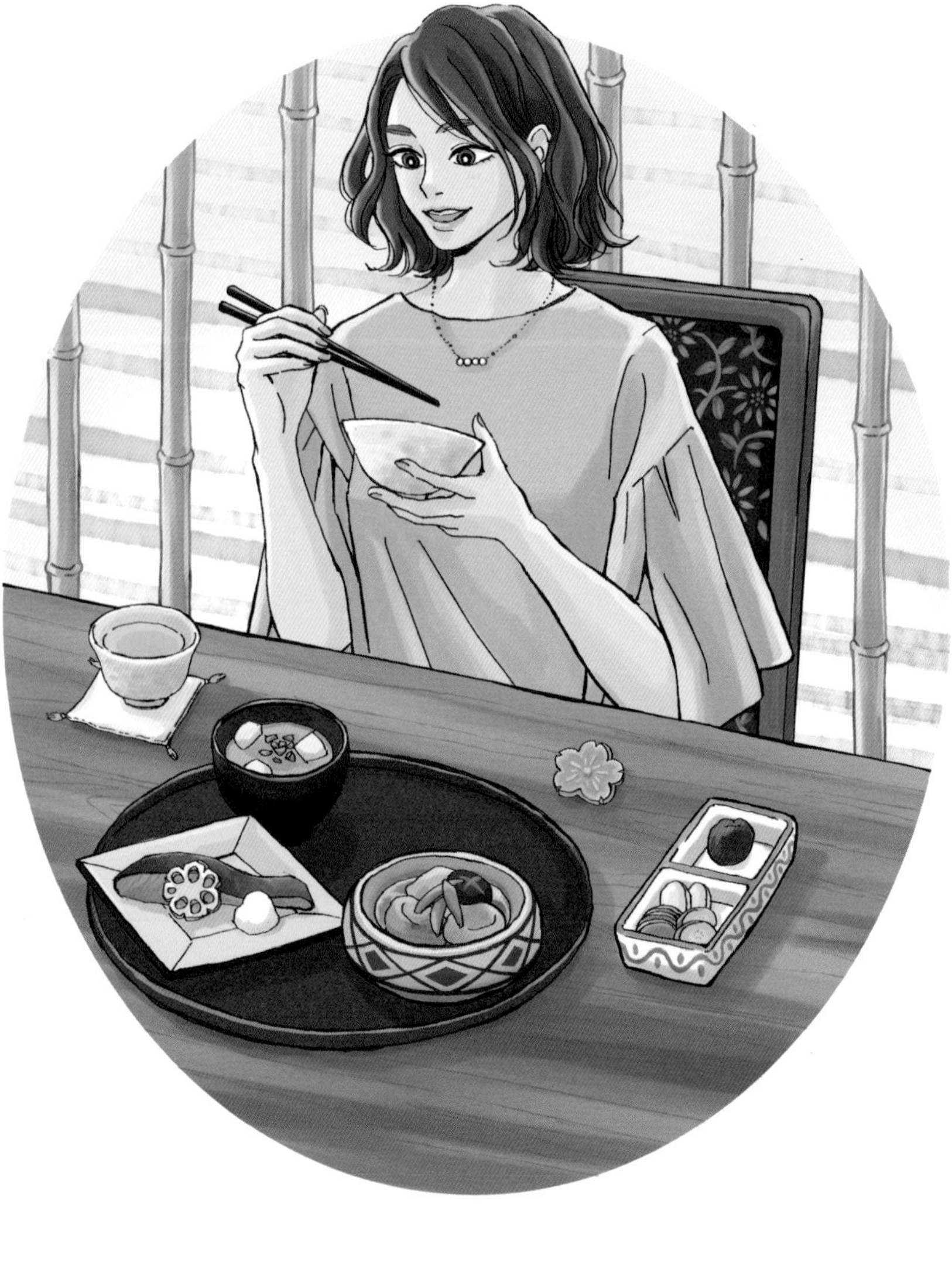

## ご飯大好き。残さず全部いただきます

まわりの女子たちがご飯を少なめにオーダーしたり、残したりするのを尻目に、モリモリ完食！ お昼にご飯をしっかり食べるから、夕方にお腹が空かないのでお菓子は食べません。

## くすみ知らずの肌はナチュラルメイクで十分きれい

お肌に透明感があってくすんでいないから、ベースもポイントメイクも最小限でOK。ハリもあってたるみとも無縁！ ベースメイクは年々薄くなっていくのが理想です。

## 大人ピンクな明るいトップスは肌に映える

黒や茶色、紺など、定番色や無難な色ばかり着てしまいがちですが、パッと映える明るい色のトップスを選ぶと若見え度100%。ピンクは肌がくすんで見えないトーンを選びます。

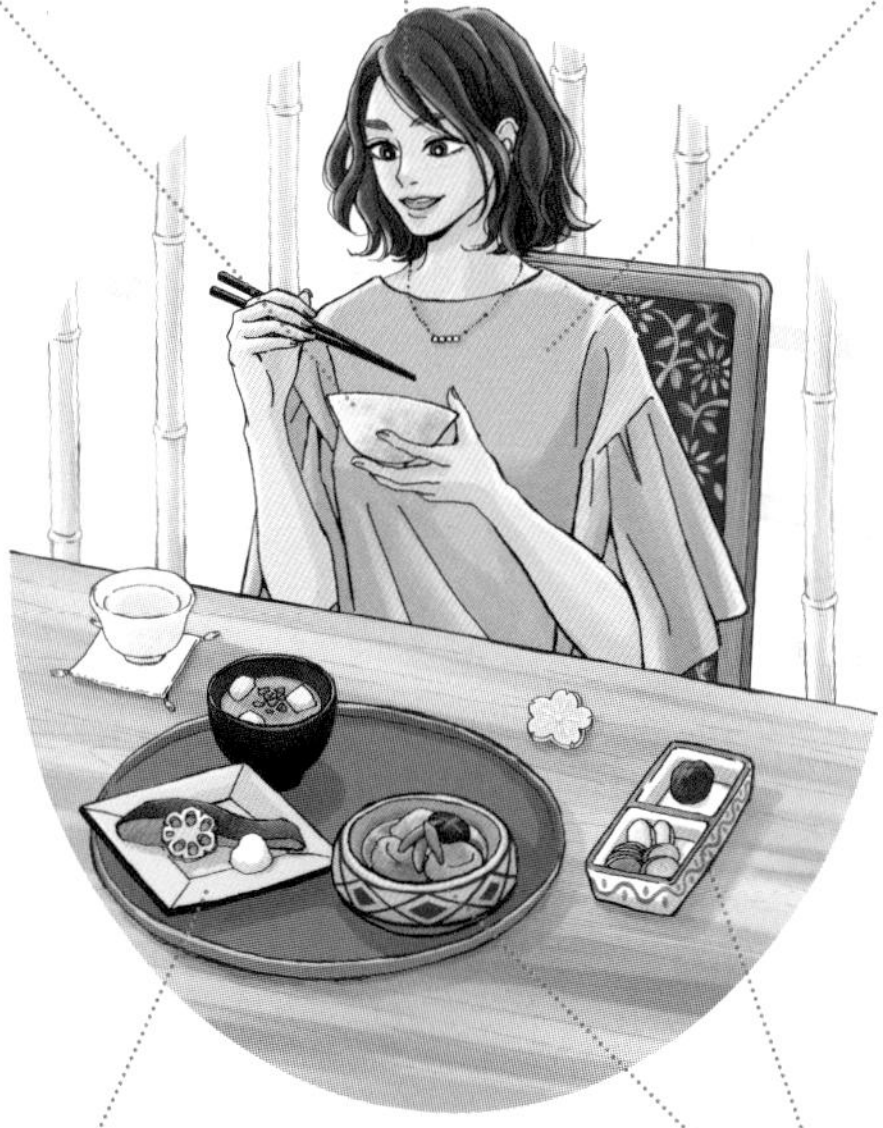

## 和定食のバリエーションを楽しむ

昼ごはんは1日の食事のうちで一番しっかり食べるのがポリシー。今日はミシュランの老舗和食店で魚定食をいただくことに。大根おろしと一緒にサッパリ食べるのが好みです。

## 副菜や漬物で野菜を摂ることを意識する

野菜も摂れるメニュー選びは大事。副菜はいも、がんもどき、しいたけ、きぬさやの煮物。漬物や梅干しも。和定食の副菜なら、サラダよりカロリー摂り過ぎの心配も不要です。

# 2

# オフィスで小腹が空いたら、我慢しないでおやつタイム

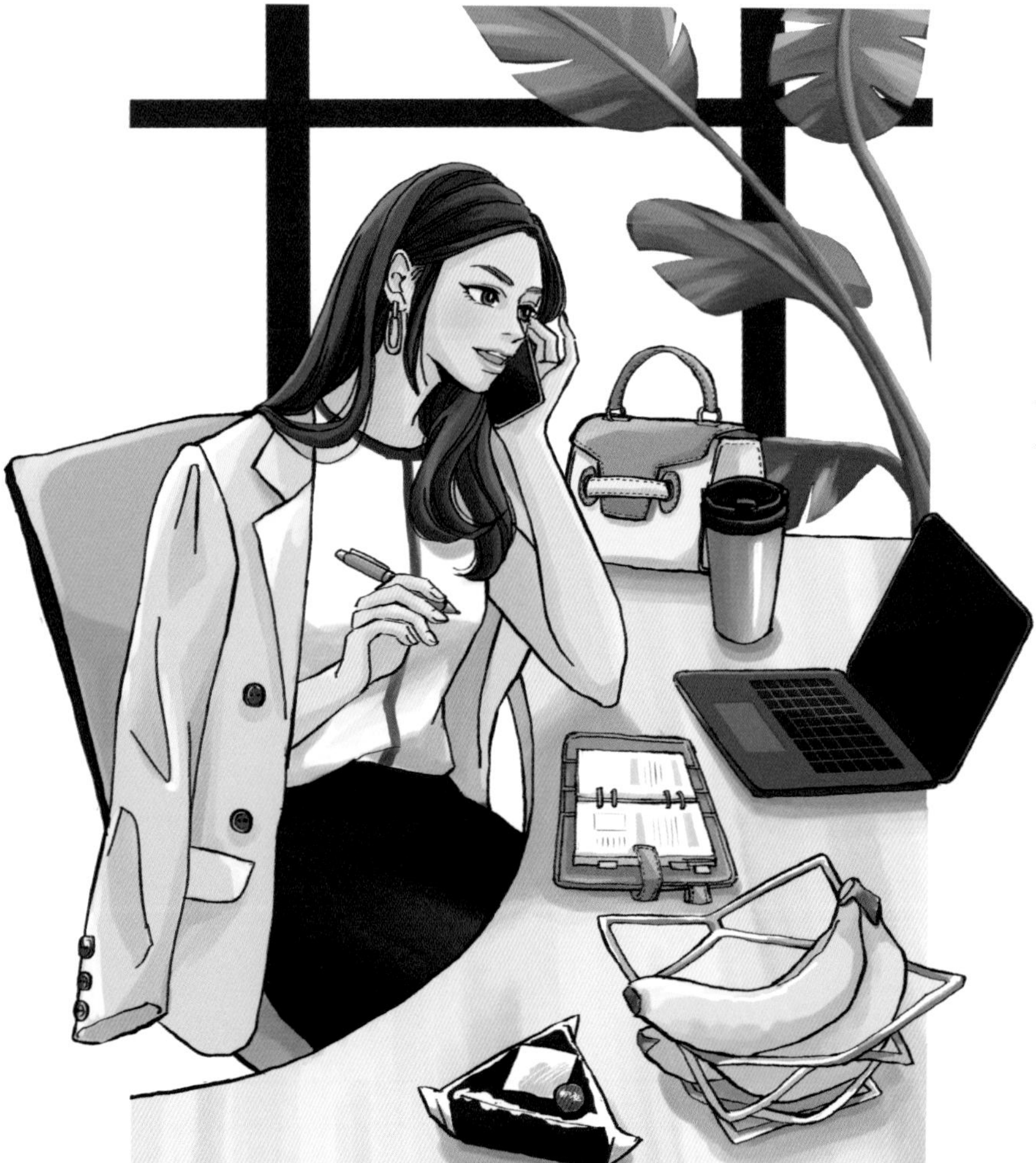

## ロングのダウンスタイルが決まる美髪

いくつになってもロングヘアを楽しみたい。まとめ髪やアレンジもいいけれど、ダウンスタイルにするなら美しい髪はマスト。美髪にはヘアケアはもちろん食事内容も大事です！

## タンブラーの中身はハーブティー

ドリンク選びもこだわりがたくさん。基本的に一年中ホットドリンクを、マイタンブラーで持ち歩きしています。中身はハーブティーやデカフェなどにしてカフェイン少なめを心がけて。

## 夕方になってもバリバリ元気にお仕事

デスクワークの日。夕方になるとどんより疲れが出がちですが、できる女は疲れ知らず！ スマホ、パソコン、手帳を駆使して定時まで頑張れるのはよいコンディションあってのこと。

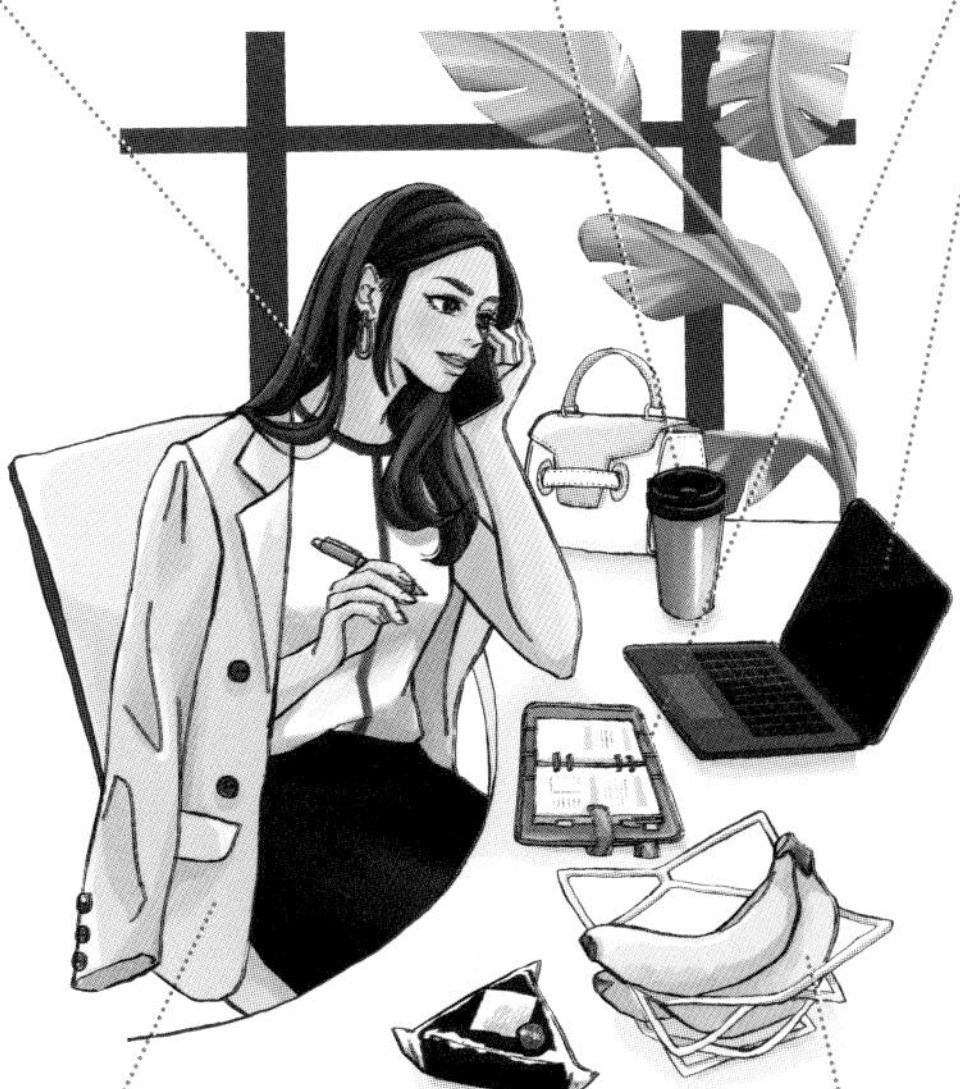

## 羽織りものはきれいめジャケットを

寒暖差の激しいオフィスでカラダを冷やさないように、サッと羽織れるものを準備して。カーディガンやパーカーではなく、ジャケットが素敵。明るい色を選んでおしゃれ度マックス。

## 間食の定番はバナナかおにぎり

オフィスで仕事中も、小腹が空いたらサッと間食をします。ただし、チョコやクッキーなどの甘いお菓子ではなく、おにぎりやバナナをチョイス。時々、和菓子を食べることも。

# 3

# 夜はオイスターバーでお酒も。大好きな赤ワインをオーダー

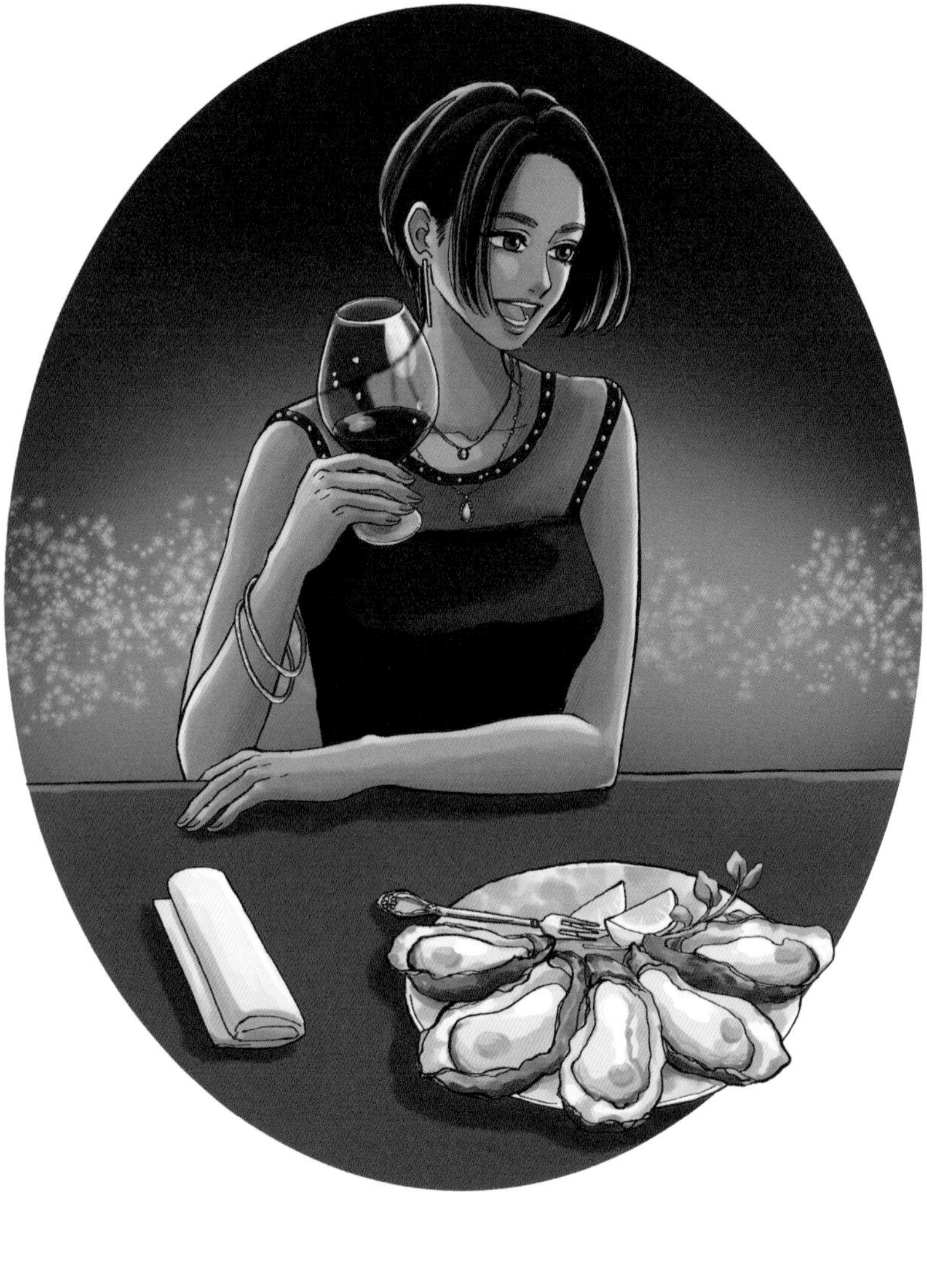

### グラス1杯の赤ワインでリラックス

お酒の飲み過ぎは避けたい。でも、禁酒してストレスがたまっては本末転倒。飲みに行ったら我慢せず、ポリフェノール豊富な赤ワインをチョイス。1杯と決めてゆっくり楽しみます。

### 美姿勢キープをいつも意識して全方位きれい

背もたれのないバーのカウンター。背中が丸まっていると途端に老けて見えてしまうから、背筋はスッと伸ばして。全方位できれいを目指し、お酒が入ってほろ酔いでも崩れません。

### ノースリーブを選べる二の腕をキープ

夜のバーではちょっと大胆に、でも上品に肌見せしたくなるもの。おしゃれにノースリーブを着こなすには、肌のハリ感は重要なポイント。ぷにぷにした二の腕は絶対にNGです！

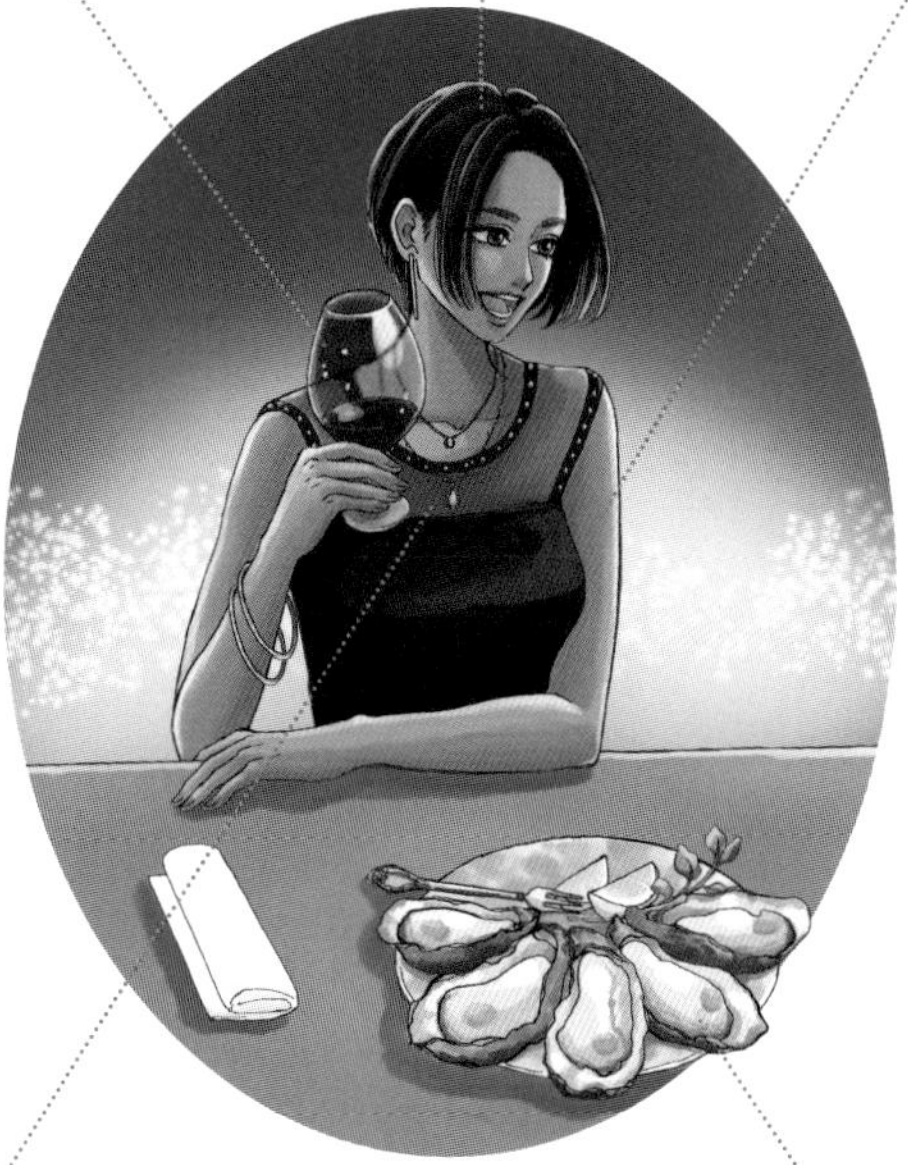

### アクセサリーも映えるきれいなデコルテ

年齢が出るデコルテ周辺。肉で埋もれるのもゲッソリこけるのも、老けて見えるから注意が必要！ 首や胸元がきれいだと、どんなアクセサリーも似合うので、おしゃれするのが楽しい。

### 生牡蠣の季節に栄養チャージ！

お酒と一緒に食べるものもひと工夫。栄養価を考えて、できれば揚げ物などは避けるのが賢いチョイス。牡蠣は栄養豊富で低カロリーなので、旬の時季は積極的にいただきたいもの。

きれいな人の生活、
そして食べているもの。
いかがでしたか？
「自分の食生活と全然違う！」
「こんなに食べていいの？」
「私はもっと食べてないのに……」
と思った人は、
もしかして、
**老ける食べ方**を
していいるかも！？

# 老け食診断

次のページからチェック！

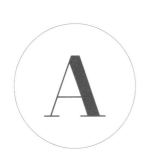

# A

## 当てはまるものをチェック！

□ 体重のコントロールは手っ取り早く糖質制限をする

□ 極力、炭水化物を摂らないようにしている

□ 低糖質・低脂質で
たんぱく質だけ積極的に摂るようにしている

□ 小食で外食しても残しがち

□ 運動習慣がなく、
階段よりエスカレーターやエレベーターを使う

□ 断食をするとデトックスした気分になる

□ 体重は気にするけれど、体脂肪は気にしない

□ ダイエットとリバウンドを繰り返してきた

□ 背中のお肉がつまめる

□ 姿勢が悪くて下腹がぽっこり出ている

□ お尻が垂れている、ピーマン尻が悩み

□ たまにスポーツジムで筋トレをする

合計　　　個

# B

## 当てはまるものをチェック！

- □ 食べる＝太ると思っている
- □ 食べるとすぐに胃もたれしてしまう
- □ 菓子パンやカレー、麺類、スープなど
  あまり噛まなくていいものを好んで食べる
- □ 食事をプロテインドリンクに置き換えている
- □ フルーツはほとんど食べない
- □ 下痢や便秘を繰り返す
- □ おならが臭い
- □ 基礎代謝量より１日の食事の摂取カロリーが少ない
- □ 年齢を重ねるにつれて食べる量を減らしている
- □ おやつにプロテインバーをよく食べる
- □ パン、パスタ、ピザなど粉ものが好き

合計　　　個

# C

## 当てはまるものをチェック！

- □ 朝は苦手だけれど、夜は強い
- □ 午前中はいつもだるい
- □ 朝食はコーヒーとサプリだけ
- □ 昼間、眠くて集中力が続かない
- □ ランチ後、いつも睡魔に襲われる
- □ 夕方になると、ついおやつが食べたくなる
- □ エナジードリンクやコーヒーでシャキッとさせるのが習慣
- □ 食事を摂る時間はいつもバラバラ
- □「疲れた」が口癖
- □ 長時間、何も食べずに仕事をしてしまうことがよくある
- □ 夜、寝つきが悪かったり、途中で目が覚めたりと睡眠の質が低い

合計　　　個

# D

## 当てはまるものをチェック！

- ☐ お肌に透明感がなくなり、急激に老け込んだ
- ☐ 顔がむくみがち
- ☐ 階段をのぼるとすぐに息切れをする
- ☐ カラダが重だるくて頑張りどころで力が出ない
- ☐ ストレスが多くてなかなか疲れが抜けない
- ☐ 外に出ても紫外線対策をほとんどしない
- ☐ 立ちくらみをすることがよくある
- ☐ 甘いものが手放せなく、
  小腹が空くとすぐに食べてしまう
- ☐ 食事よりサプリメント優先主義
- ☐ コンビニごはんや加工食品をつい買って
  食べてしまう
- ☐ 糖化を気にして、ご飯など炭水化物を避けている
- ☐ 飲み物は甘い清涼飲料水を飲むことが多い

合計　　　個

## 診断結果

A～Dの項目でチェック数が多かったタイプが､あなたの｢老けタイプ｣です。それぞれのカテゴリーの中で４つ以上チェックがついたら、すでに老けが始まっています。１タイプだけ多かった人もいれば、複数タイプの人もいるでしょう。次のページからはタイプ別に「食べ方の正解」をご紹介しますので、自分なりの「老けない食べ方」を身に付けてください。

### A が多かった人
### 「たるみ老け」タイプ

→ P22 参照

ダイエットを重ねて、脂肪がつきやすく
たるんできたと感じていませんか？

### B が多かった人
### 「やつれ老け」タイプ

→ P42 参照

ゲッソリしぼんで、
こけた印象になってきたと感じていませんか？

### C が多かった人
### 「疲れ老け」タイプ

→ P58 参照

毎日疲れて、体力も気力も
なくなってきたと感じていませんか？

### D が多かった人
### 「くすみ老け」タイプ

→ P74 参照

お肌の透明感がなく、
カラダの冷えを感じていませんか？

Chapter 01

# たるまない食べ方



たるみの正体は筋肉不足と余分な脂肪。原因は間違った食べ方の繰り返しによるものです。これを脱するには案外シンプルで、極端な食事制限やジャンクフードをやめ、三大栄養素をしっかり摂る基本的な食べ方に立ち戻ることです。食べたものをエネルギーに換えて、その栄養で筋肉を作り、脂肪を燃やす代謝力を高めましょう。

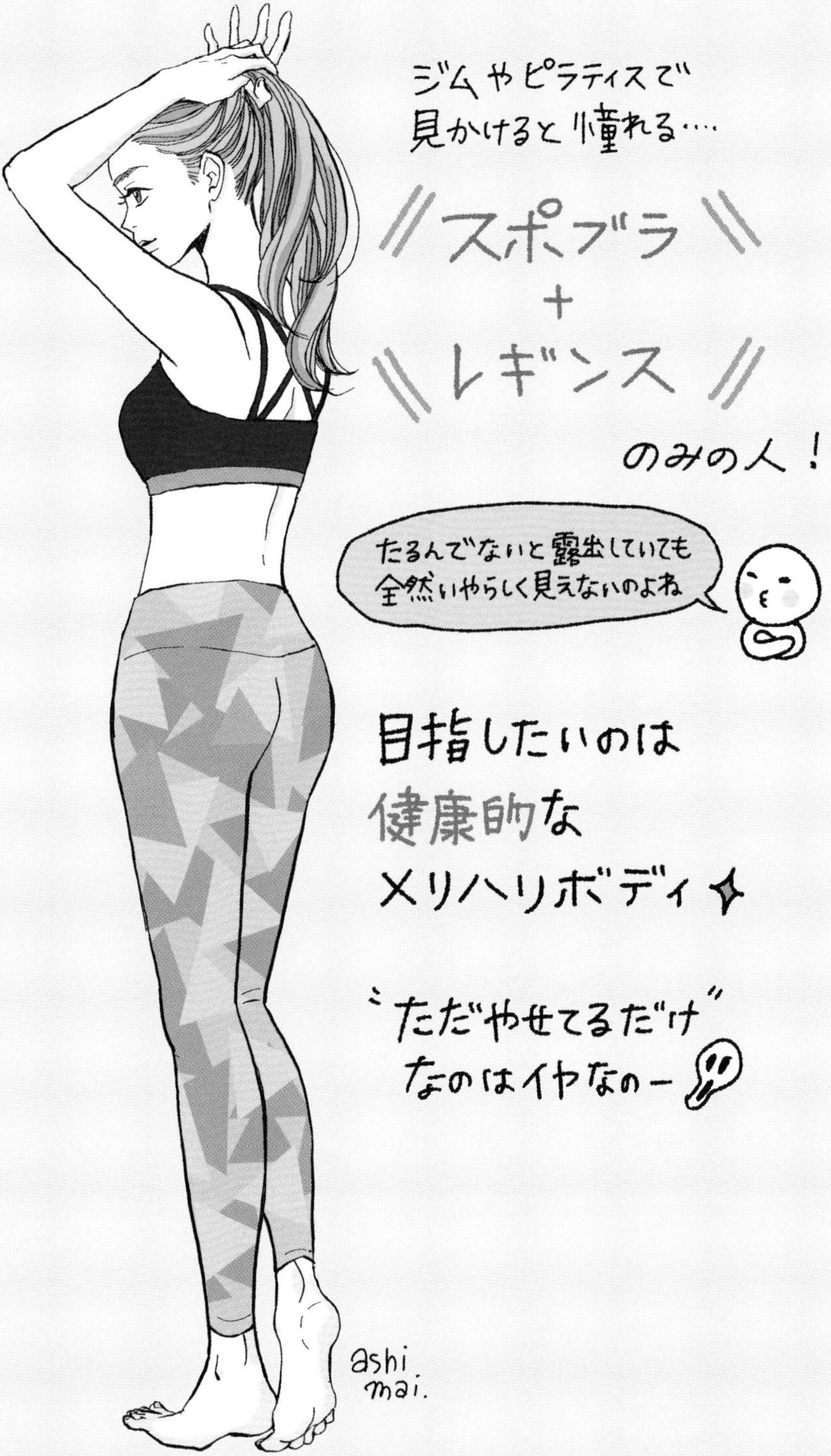
ジムやピラティスで
見かけると憧れる…
スポブラ
+
レギンス
のみの人！
たるんでないと露出していても
全然いやらしく見えないのよね
目指したいのは
健康的な
メリハリボディ
"ただやせてるだけ"
なのはイヤなのー
ashi mai.

# たるみ老けはこんな人！

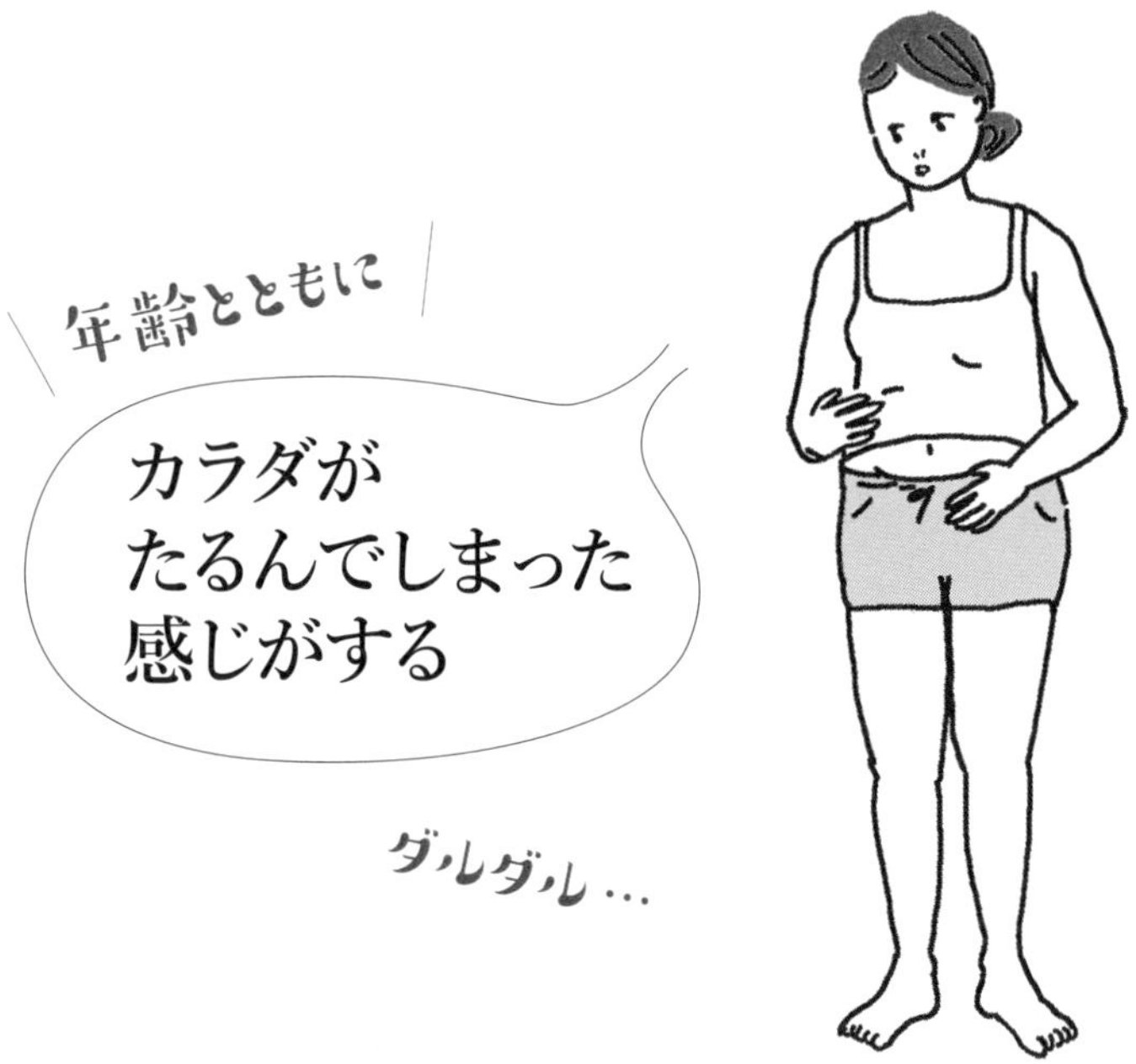
年齢とともに
カラダがたるんでしまった感じがする
ダルダル…

- ☐ ほぼ隠れ肥満（BMIは20前後なのに体脂肪率が30％近くある）
- ☐ メリハリのないカラダ
- ☐ 姿勢が悪い
- ☐ お尻が垂れている
- ☐ 二の腕がプニプニ
- ☐ 内ももがプヨプヨ

## たるみ老けタイプの生活習慣

### □ 糖質制限を常にしている

主食のご飯を抜く、これを手っ取り早くやせる方法だと思っている人はとても危険です！　糖質を制限することで、糖質を使ってエネルギーを作り出す力がどんどん衰えてしまいます。

### □ 運動習慣がない

年齢とともに筋肉は減っていきます。運動習慣がなければその量は如実に。体重は昔と変わらないのに、背中やお腹のたるみが気になるあなたは、圧倒的に運動量が足りていません。

### □ 食事制限と激しい運動を併せてしている

この組み合わせ、短期集中で頑張れば確かに体重は減ります。ただし栄養不足のカラダで激しい運動をすれば、筋肉をエネルギーに換えてしまう。筋肉不足はたるみに直結します。

### □ 時々断食をする

断食のたびにむしろ食事が乱れて暴飲暴食を繰り返していませんか？　無理に断食をしなくても、夜早めの時間に食事をして睡眠をとれば、夕食後から翌日の朝食まで断食しているのと同じこと。そのサイクルで十分です。

# 体重コントロールを糖質制限に頼る。繰り返すことで隠れ肥満まっしぐら



年齢とともに気になる背中や二の腕、お腹、フェイスラインのたるみ。「これはやせるしかない！」と思って多くの人がまずしてしまうのが糖質制限ではないでしょうか。これまで、「糖質制限をしたら短期間でやせられた」といった成功体験がある人は、ぜひここで糖質制限の落とし穴を知ってもらいたいと思います。

もしかして、糖質制限を一時的にして、やめたら太ったという結果になっていませんか？　実は極端な糖質制限をすると、筋肉が糖質を消費してエネルギーにする能力が落ちてしまい、リバウンドで体重が戻ると、筋肉よりも脂肪のほうがつきやすくなってしまうのです。糖質制限に限らず、極端な食事制限でも同じことが起きますが、これを繰り返すと、体重は若い頃と同じでも、見た目は全然違い、同じ体重だったあの頃着られた服が似合わない……となるのはそのため。脂肪が多く筋肉の少ないたるんだカラダになることで、老けて見えてしまいます。こうした無理な糖質制限は、糖質をエネルギーに換える力が低下し、老けが加速するのです。

## たるみ老けをつくる負のスパイラル

年齢を重ねて太ってきた

⇩

食べる量、特に糖質を減らす

⇩

やせるけど筋肉が落ちる

⇩

リバウンドして体脂肪の多いカラダに

⇩

この流れを30代、40代と繰り返す

⇩ グルグル…

**たるみ老け**

たるまない　やつれない　疲れない　くすまない

# 糖質制限より「和定食」で PFCバランスが整う



【レッスンポイント】

◉筋肉量を減らさないこと、体脂肪を増やさないことが大事。

◉筋肉を作り、脂肪を燃やすエネルギー源となるご飯は抜かないで。

◉栄養バランスは「和定食」で整う。

# 「食事」を摂ることが大事！

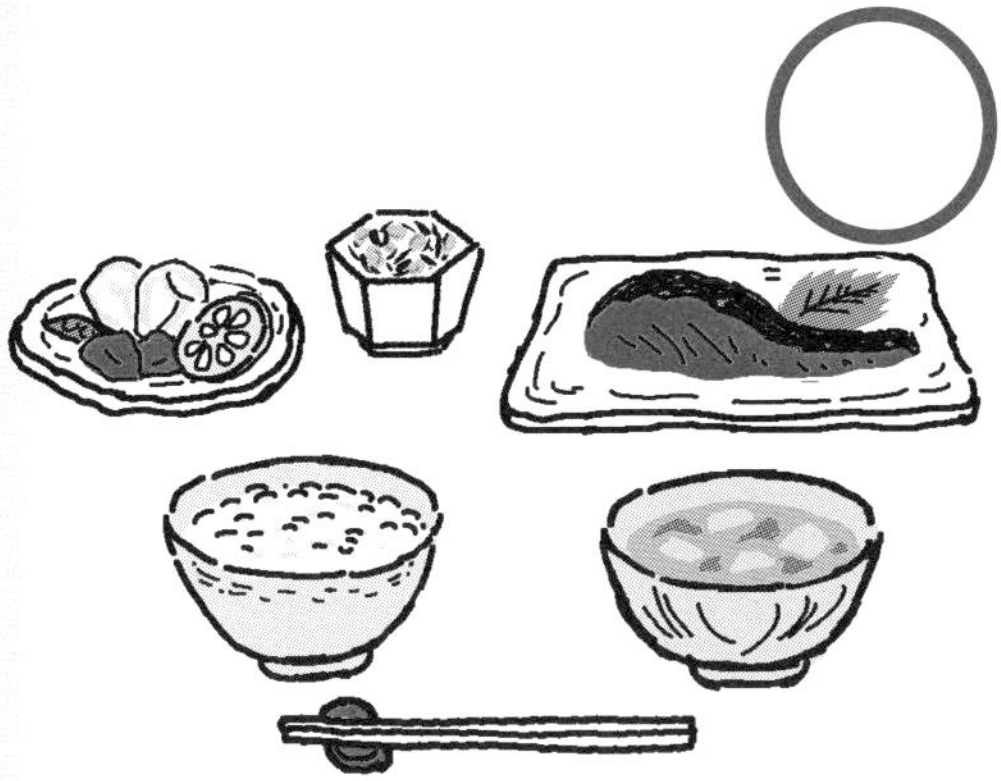

和定食

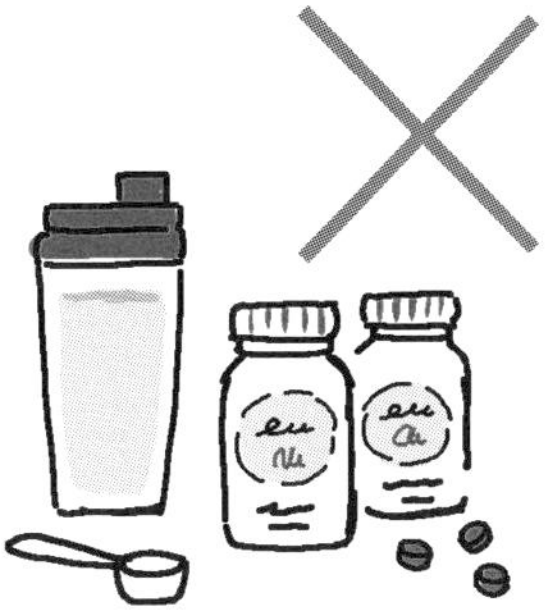

プロテイン、
ビタミンサプリのみ

ご飯にみそ汁、焼き魚に野菜の煮物、豆や海藻類の入った小鉢。これでPFCバランスは計算しなくても整います。

グラフの配分が理想のバランス。炭水化物は食事の全体量の50～60％は摂ってもOK。糖質はエネルギーに換われば、体脂肪にはほとんどなりません。

理想のPFCバランス

P：たんぱく質
F：脂質
C：炭水化物

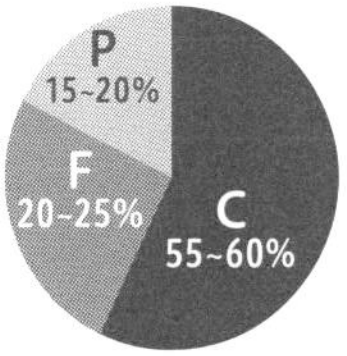


## 「基本の食べ方」に返って衰え下がった代謝力を取り戻す

極端な食事制限は、体脂肪も筋肉も失ってしまいます。特に糖質制限は、糖を取り込みエネルギーに換える力を下げてしまいます。糖は筋肉をはじめ細胞に取り込まれ、消費することで代謝は上がるので、食事を減らすにしても、すべての栄養はバランスよく摂ることが鉄則です。

まずはエネルギーとなる糖質を摂ること、そして筋肉の材料のたんぱく質、ホルモンの材料になる脂質をバランスよく摂ること、つまり三大栄養素のたんぱく質（Protein）、脂質（Fat）、炭水化物（Carbohydrate）の頭文字をとったPFCに加えて、これらの代謝に不可欠なビタミンとミネラルをバランスよく食べることで、糖質を有効活用できる、代謝のいいカラダになります。このバランスの理想はご飯にみそ汁、焼き魚、野菜の煮物、ひじきなどの小鉢といった和定食で実現します。

たるまない　やつれない　疲れない　くすまない

# 外食でもＰＦＣバランスのいいメニューを選ぶ



【レッスンポイント】

- 主食、主菜、副菜でＰＦＣバランスのいい食べ物を選ぶ。
- そばはＰＦＣバランスがかなり優秀。迷ったらそばにたんぱく質のトッピングを。
- パンはフランスパンやフォカッチャなど脂質が少ない食事パンを選ぶ。
- フレンチやイタリアンはコース料理でＰＦＣバランスが整う。

## たとえばこんなメニュー

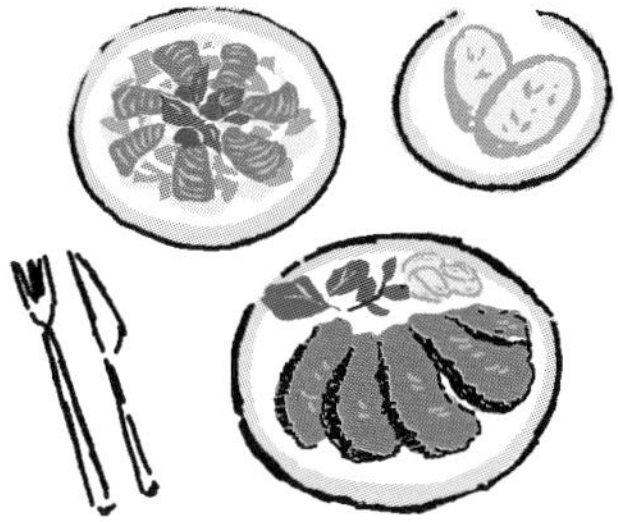

### フレンチ・イタリアン

前菜はマリネやカルパッチョ、メインの魚か肉でたんぱく質を摂取。パンはバターを塗らずにフランスパンやフォカッチャを。イタリアンの場合はチーズ料理で一気に脂質が増えるので注意！

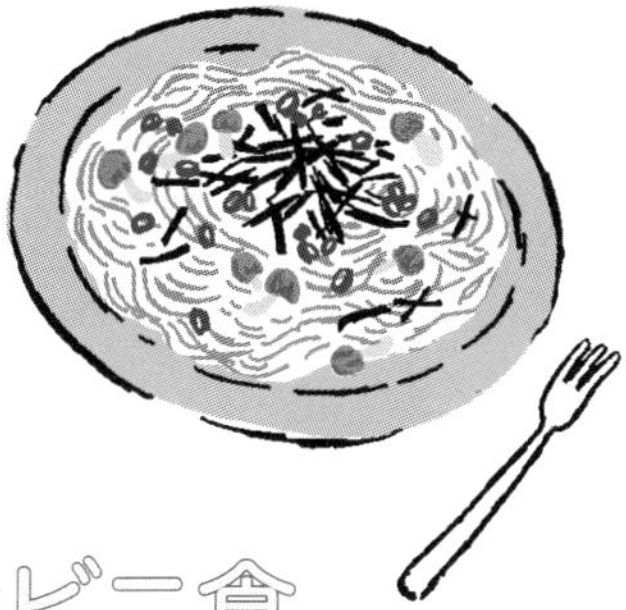

### パスタ

しょうゆベースの和風がおすすめ。クリーム系、オイル系は避けたいところ。

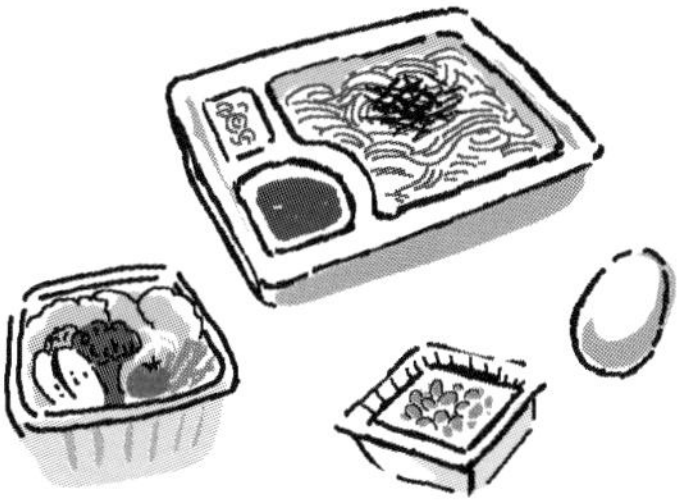

### コンビニ食

そばをメインに、豆腐や納豆、卵をトッピングして、野菜のスープやサラダを組み合わせて。そばは糖質だけでなくビタミンB群も含まれていてとても優秀。たんぱく質はトッピングで補います。ビタミン、ミネラルはサラダやスープで摂りましょう。

## 食べたいものは我慢しない！<br>外食での賢いメニュー選びのポイント

ＰＦＣのバランスが大切だとはいえ、食事のたびに計算するのは大変。外食もあれば、忙しくて自分で食事を作れずコンビニ食の日もあると思います。そんなときでも、ベターなＰＦＣのバランスにするポイントを押さえましょう。

和定食ならバランスが整いやすいですが、それ以外の場合はメニュー選びに気をつけて。炭水化物はパンやそば、パスタなど。パンはフランスパンやフォカッチャなど食事パンを、パスタはオイルベースではなく、しょうゆなど和風がおすすめです。たんぱく質はメイン料理なら肉や魚で脂身が少ない赤身を。前菜などでカルパッチョを選ぶのもいいでしょう。脂質はたんぱく質と一緒に摂れているので、摂り過ぎに注意。サラダならドレッシング、スープはポタージュやクラムチャウダーだとどうしても脂質が増えることを、頭に入れておくといいでしょう。

たるまない　やつれない　疲れない　くすまない

# ファスティングより
# 血糖値コントロール

【レッスンポイント】

◉ 血糖値が低過ぎる状態を作らない。

◉ 血糖値の急激な上昇をさせない。

◉ 内臓を適度に鍛えて代謝できるカラダにする。

◉ 空腹時間を長くし過ぎず、血糖値を安定させる。

血糖値の乱高下がもたらすこと

- 内臓が弱くなり、代謝が落ちる
- 食欲がコントロールしにくくなる
- 眠気に襲われる
- 集中力の低下

## 食事の回数と血糖値の推移

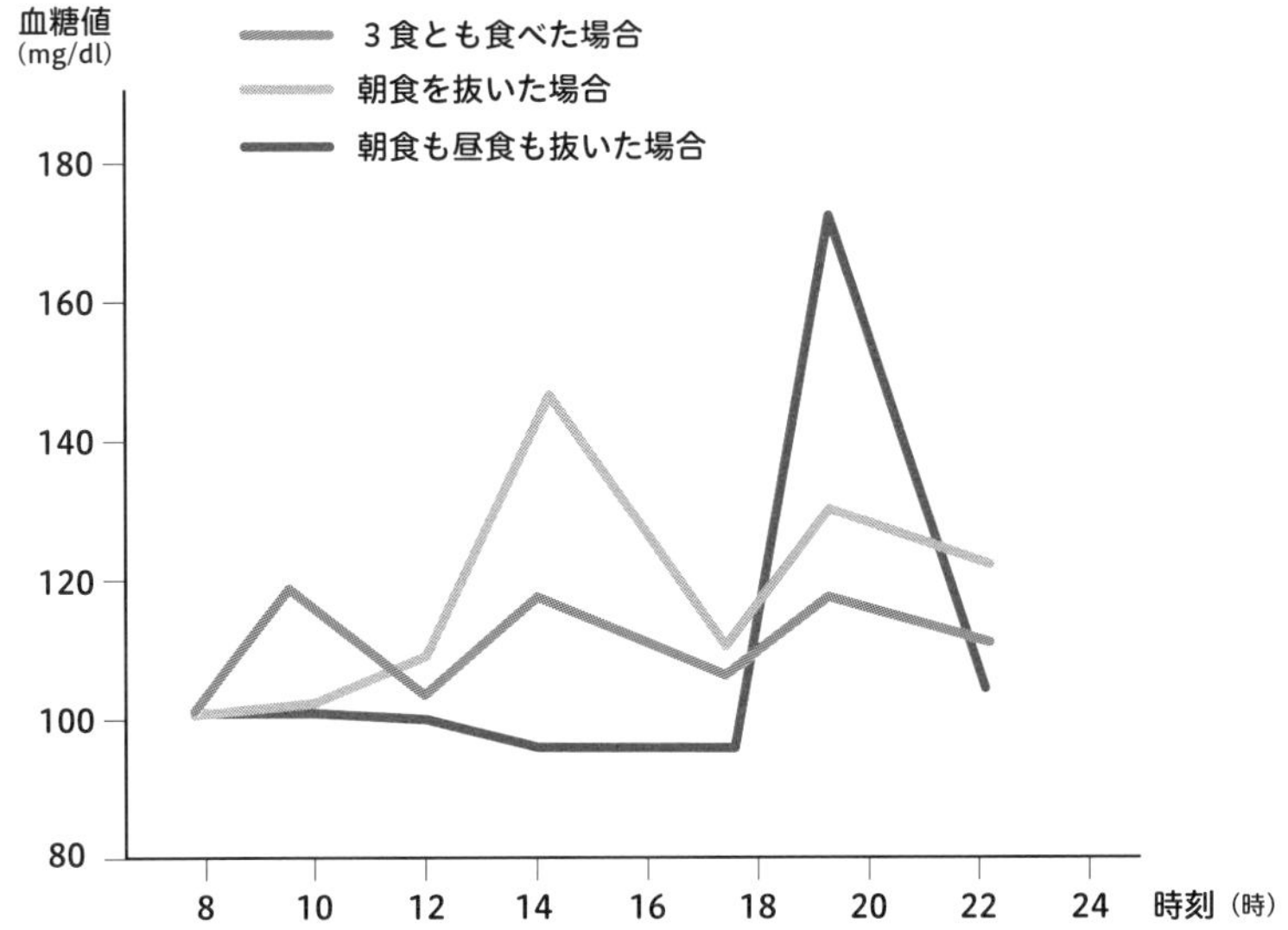


1日のうちで3食とも食べた場合（朝食400㎉、昼食800㎉、夕食1000㎉摂取）、朝食を抜いた場合（昼食800㎉、夕食1000㎉摂取）、朝食も昼食も抜いた場合（夕食1000㎉摂取）について、それぞれの血糖値の推移を、健康な人を対象にして比較。食事の回数が減ると1日に摂取する総カロリーは減りますが、食事を抜いた後、次の食事を摂ったタイミングで血糖値は急激に上がりやすくなります。

◆出典データ：Diabetes. 2008 Oct;57(10):2661-5.

## 「食事を抜く＝やせる」ではない。消化吸収力を低下させる原因に

ファスティングは消化器の休息になりますが、普段の生活で夕食から朝食まで10時間前後空きすでに断食状態。つまり十分に休めている。頻繁に断食をすると消化吸収力はかえって弱り、肝臓はフル稼働で、むしろ負担が増します。

それに加えて、空腹が続くと、次に食事を摂ったときに血糖値が急激に上がり、その後急激に下がる乱高下が起こります。そして猛烈な食欲に襲われ、食欲のコントロールが利かなくなります。手軽にカロリー摂取をできるお菓子ばかりに手が伸びてしまい、結果、脂質を摂り過ぎて脂肪を蓄えてしまうカラダに。断食後の食生活が乱れるくらいなら、食事そのものを正すことのほうが優先です。朝しっかり食べて、空腹の時間を長くしないことで1日の血糖値が安定。普段の食生活を整えることのほうが、よっぽど代謝能力を高めることにつながります。

たるまない　やつれない　疲れない　くすまない

# たんぱく質は賢く摂れば、脂質を減らせる



【レッスンポイント】

◉脂質を減らすことで、体脂肪がつきづらくする。

◉たんぱく質を摂る際は、「食材選びと調理法」の工夫で脂質を減らせる。

◉たんぱく質は正しく摂ってこそ、筋肉の材料になる。

**調理法メモ**

蒸す＞グリル＞ゆでる＞焼く

※この順番を覚えて！

## たんぱく質

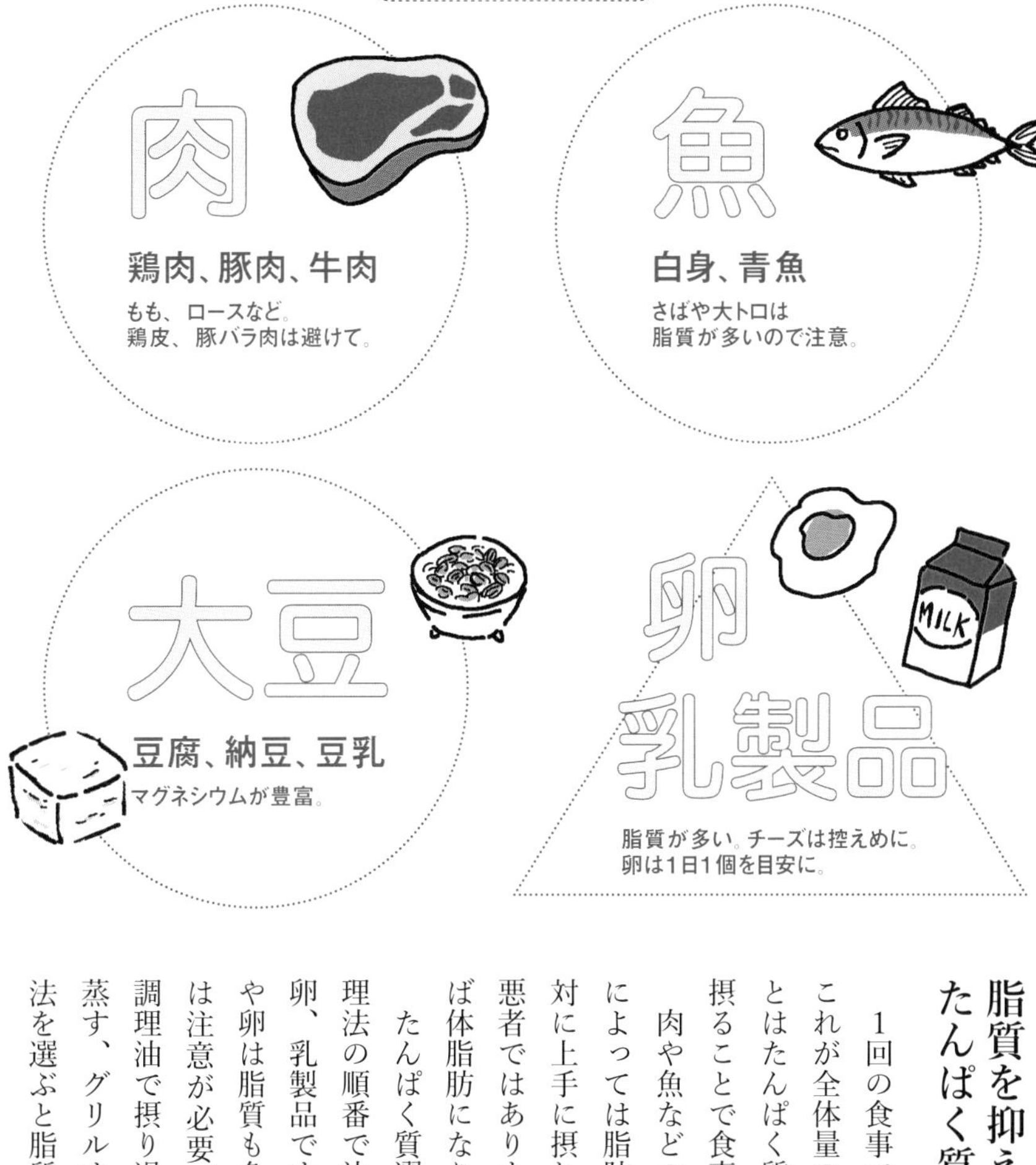
肉
鶏肉、豚肉、牛肉
もも、ロースなど。
鶏皮、豚バラ肉は避けて。
魚
白身、青魚
さばや大トロは
脂質が多いので注意。
大豆
豆腐、納豆、豆乳
マグネシウムが豊富。
卵
乳製品
MILK
脂質が多い。チーズは控えめに。
卵は1日1個を目安に。

## 脂質を抑えるコツは たんぱく質の摂り方がカギ

1回の食事で、ご飯をこぶし1個分程度とし、これが全体量の55～60％を占めるとすれば、あとはたんぱく質15～20％、脂質20～25％の量を摂ることで食事のバランスを整えます。

肉や魚などのたんぱく質は、選び方や調理法によっては脂肪を多く摂り過ぎてしまうし、反対に上手に摂れれば脂質を抑えられます。脂質は悪者ではありませんが、摂り過ぎて体内で余れば体脂肪になり、たるみは免れられません。

たんぱく質選びのポイントは食材、部位、調理法の順番で決めること。食材は魚、肉、大豆、卵、乳製品です。脂身や霜降り、鶏皮、チーズや卵は脂質も多く含んでいるため、摂り過ぎには注意が必要。また、脂質は食材だけでなく、調理油で摂り過ぎることもあります。調理法は蒸す、グリルする、ゆでるなど油を使わない方法を選ぶと脂質が抑えられます。

# 「食事制限」と「激しい運動」は組み合わせない



【レッスンポイント】


◉激しい運動は体内のミネラルやビタミンを削る。

◉糖質、脂質、たんぱく質はもちろん、ビタミン、ミネラルを摂ってこそ代謝は上がる。

◉食事制限をすればカラダは栄養失調になると心得て。

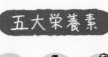

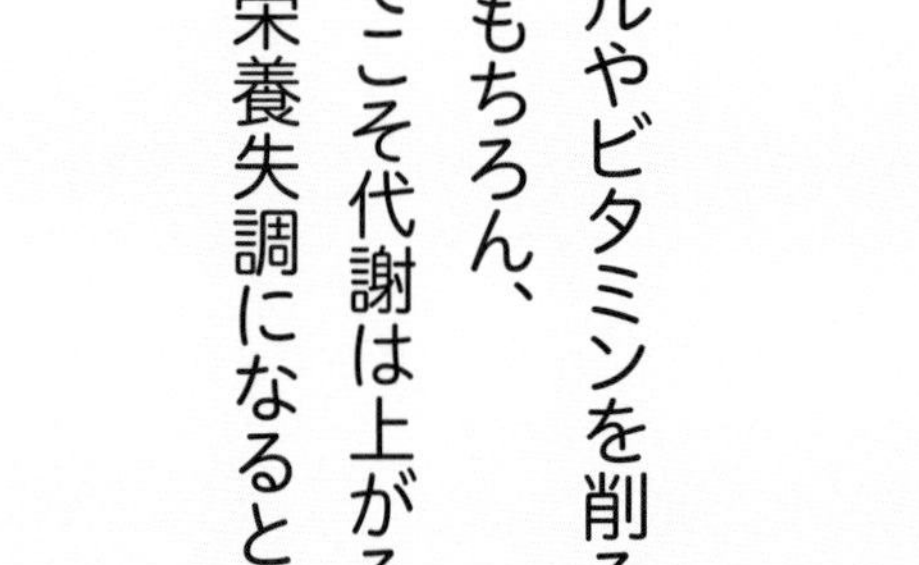

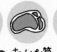

# 絶対ダメ!!!
# 朝ごはん抜きで 筋トレ＋ジョギング

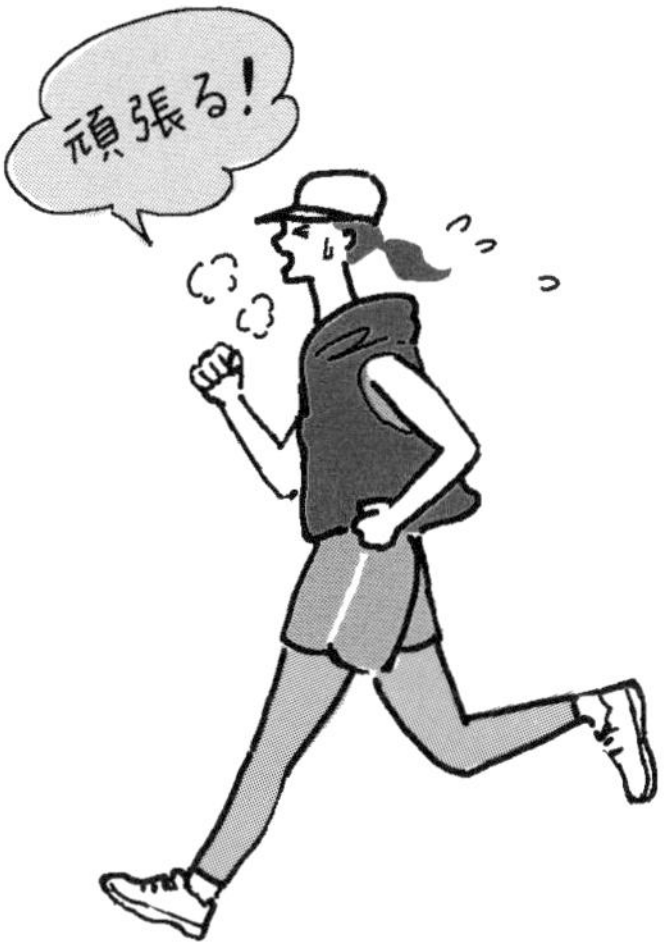


**食事制限**
栄養不足のカラダに

**激しい運動**
ビタミン、ミネラルが削られる
＋
ストレスで活性酸素
⇩
**老ける**

## 栄養失調状態のカラダには代謝に必要な栄養素を意識して

食事制限と激しい運動は最高で最短のダイエット法だと思われがちですが、実は老けを加速させる最短ルートです。食事制限をすると、栄養バランスがとれていたとしても総体的な摂取量が少ないので、カラダは栄養失調状態に陥りやすい。その上、激しい運動をするとどうなるか。筋肉を動かすためにエネルギーを消費し、汗をかくことで体内のビタミンやミネラルが削られ、さらなる栄養失調を招きます。激しい運動で体重は落ちるかもしれませんが、都合よくいらない脂肪だけが落ちるわけではないのです。また、激しい運動によるストレスで活性酸素が発生することで老けは加速します。

カラダを動かすのに必要なエネルギーを作るためには、すべての栄養が必要になります。糖質、脂質、たんぱく質に加えてビタミン、ミネラルを摂らないことには体は蘇《よみがえ》りません。

たるまない　やつれない　疲れない　くすまない

# 糖を使えるカラダになる

【レッスンポイント】

- 糖がブドウ糖として血液から細胞に吸収され代謝されてはじめて、エネルギーに変換される。
- 糖が使えると、体脂肪合成のトリガーをシャットダウン。
- 糖質と脂質を一緒に摂らない。

# 糖を使えるカラダの中身

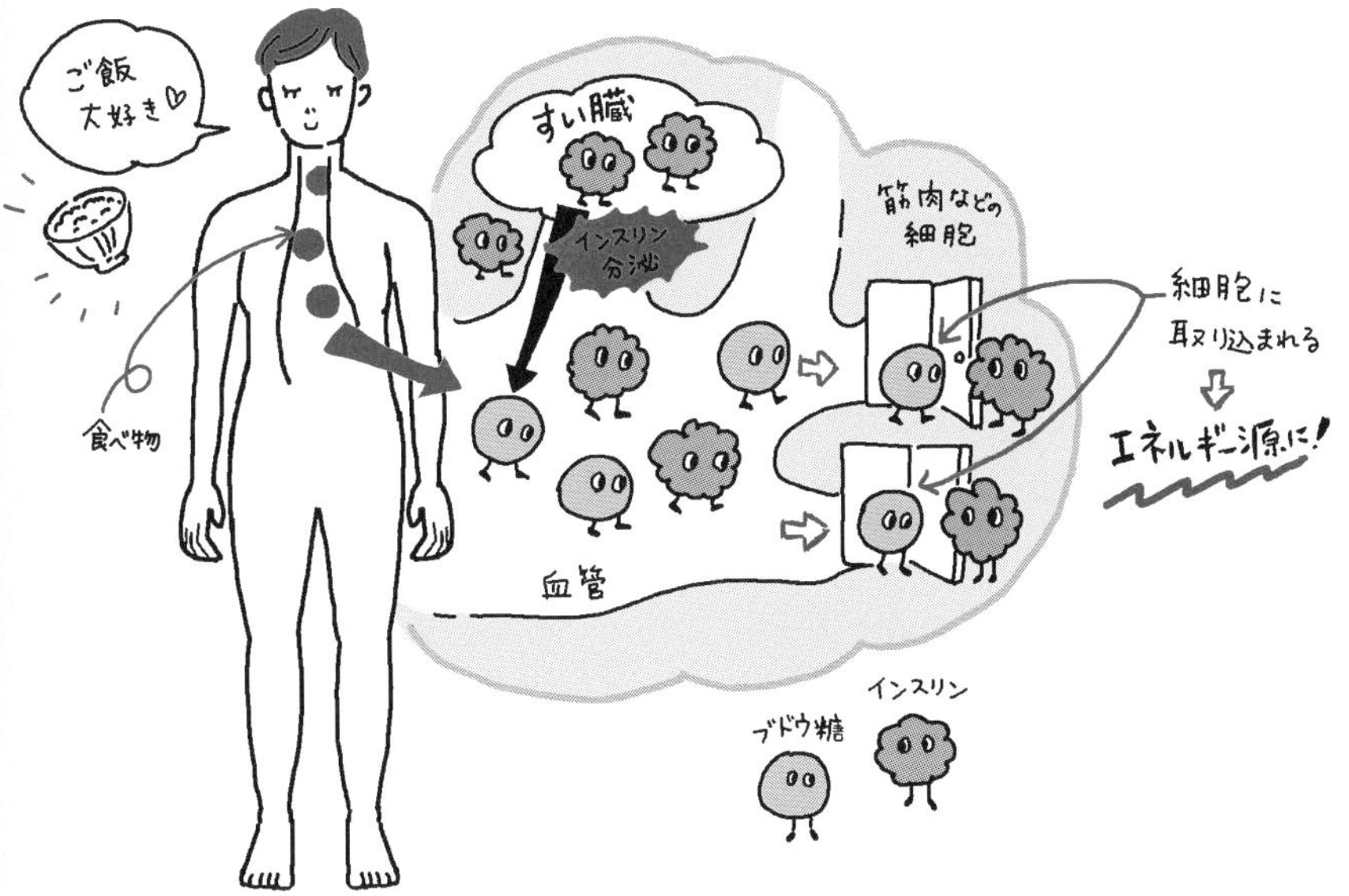


ブドウ糖として吸収された糖質は、肝臓から血液と一緒に全身に運ばれます。この時すい臓からインスリンが分泌され、ブドウ糖が細胞に取り込まれることでエネルギー源になりますが、血中に脂質が多いとこの作業を邪魔します。これをインスリン抵抗性といい、糖質をエネルギー源として蓄えにくくなります。

## なぜ糖質と脂質を<br>セットで摂ることがキケンなの？

糖質は大切なエネルギー源ですが、摂っても体内で使えなければ意味がありません。基礎代謝や日常の活動代謝では、糖質と同様に脂肪も燃焼します。ところが糖質をカラダに取り込む際に邪魔をするのが脂質。糖質と脂質を同じタイミングで摂取すると、血中に脂質が多くなって血糖値の急上昇を抑えるインスリンの効きが悪くなります。すると糖が血中に取り込まれづらくなり、体内で使えない糖が余ったままに。糖が使えないカラダとは、エネルギー不足で脂肪を燃やせない、筋肉を作れない状態のこと。

解決法は2つ。1つは糖質と脂質をセットで摂らない。唐揚げ定食やカレーライスなどは要注意です。2つめは糖質をエネルギーに換える海藻や豆類などに多く含まれるミネラル類、野菜に含まれるビタミン類を糖質とセットで摂ること。そうすれば、糖を使えるカラダになります。

# 週2のジムより日々ちまちま動く

【レッスンポイント】

- ◉摂取したエネルギーをきっちり消費するために動く。
- ◉働ける内臓にする。
- ◉活動代謝量を増やして、体脂肪をためないカラダにする。

**ちまちま動く**

たとえば…

- ・買い物は徒歩で
- ・ひと駅歩く
- ・電車ではなるべく立つ

# 1日でどれだけ
# エネルギーを消費してるの？

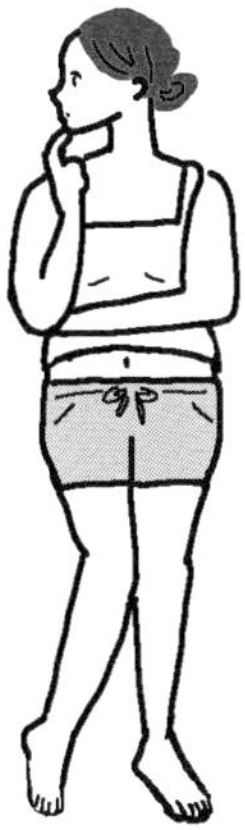

何も動かなくて消費できるのは基礎代謝の1100～1200kcal。食事誘発性熱産生は食事中や食べた後にカラダが温まってきたり汗ばんだりなどで消費されるカロリーで180kcal前後、生活活動代謝は400～500kcal。増やせるのはこの生活活動代謝。

## エネルギー代謝の内訳

- 基礎代謝　60～70%
- 生活活動代謝　20～30%
- 食事誘発性熱産生 10～20%

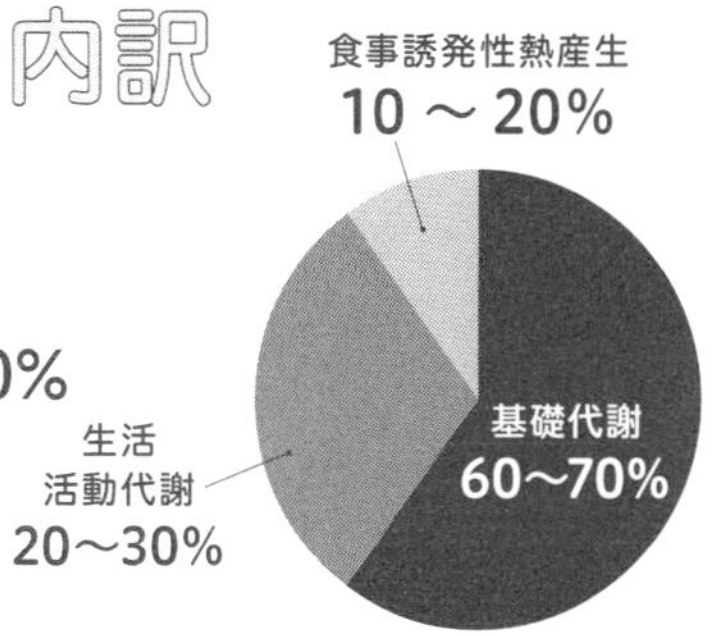


## 普段の生活の中で動く工夫をして消費エネルギーを増やす

たるまない食べ方をするには、摂取したエネルギーをフル活用して、筋肉を作って脂肪を燃やすことが重要です。成人女性の基礎代謝量の平均は１１００～１２００kcal、１日の消費カロリーの６～７割に相当。１日に１５００kcal以上の食事をしているのなら、１７００～１９００kcalは消費しないと、脂肪はつきやすくなります。そのためには基礎代謝以外の活動代謝などで６００～７００kcalは消費したい。ところが週２のジム通いでやせないのは、１回のトレーニングを約１時間とすると消費カロリーは３００kcal程度。ジムの日はいいのですが、１週間で平均すると理想の消費カロリーに到達しないのです。おすすめは１日７０００歩のウォーキングで約２００kcal消費をベースに、階段を使う、立って作業をするなど、ちまちま動いて消費カロリーを稼ぐことです。

Chapter 02

# やつれない食べ方



お肌のハリつやがなくなり、しわっぽくなると、急に老けこんで〝やつれた感〟が出てしまいます。これはお肌の材料となるたんぱく質の新陳代謝がうまくいっていないから。改善するには、たんぱく質を多く摂ることではなく、たんぱく質を消化吸収できる力をつけることが大切です。

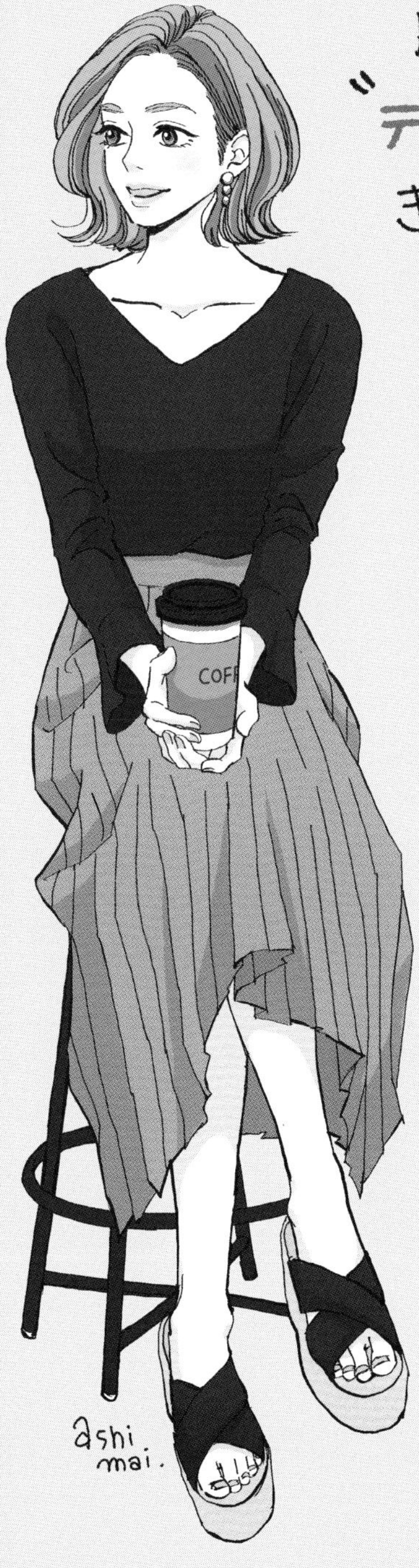


肌にハリがあると
"デコルテの開いた服"が
きれいに着られますよね✦

鎖骨のラインが美しくても、
ゲッソリやつれていたら
貧相に見えてしまう

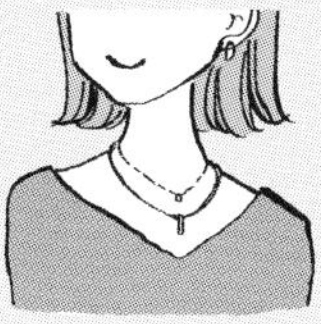

華奢ネックレスに
助けてもらうのも
手ですけど
↑
よくやる人

すね〜足の甲も
年齢が出やすい。
サンダルになると目立つ…。

足にもハリ欲しい〜

# やつれ老けはこんな人！

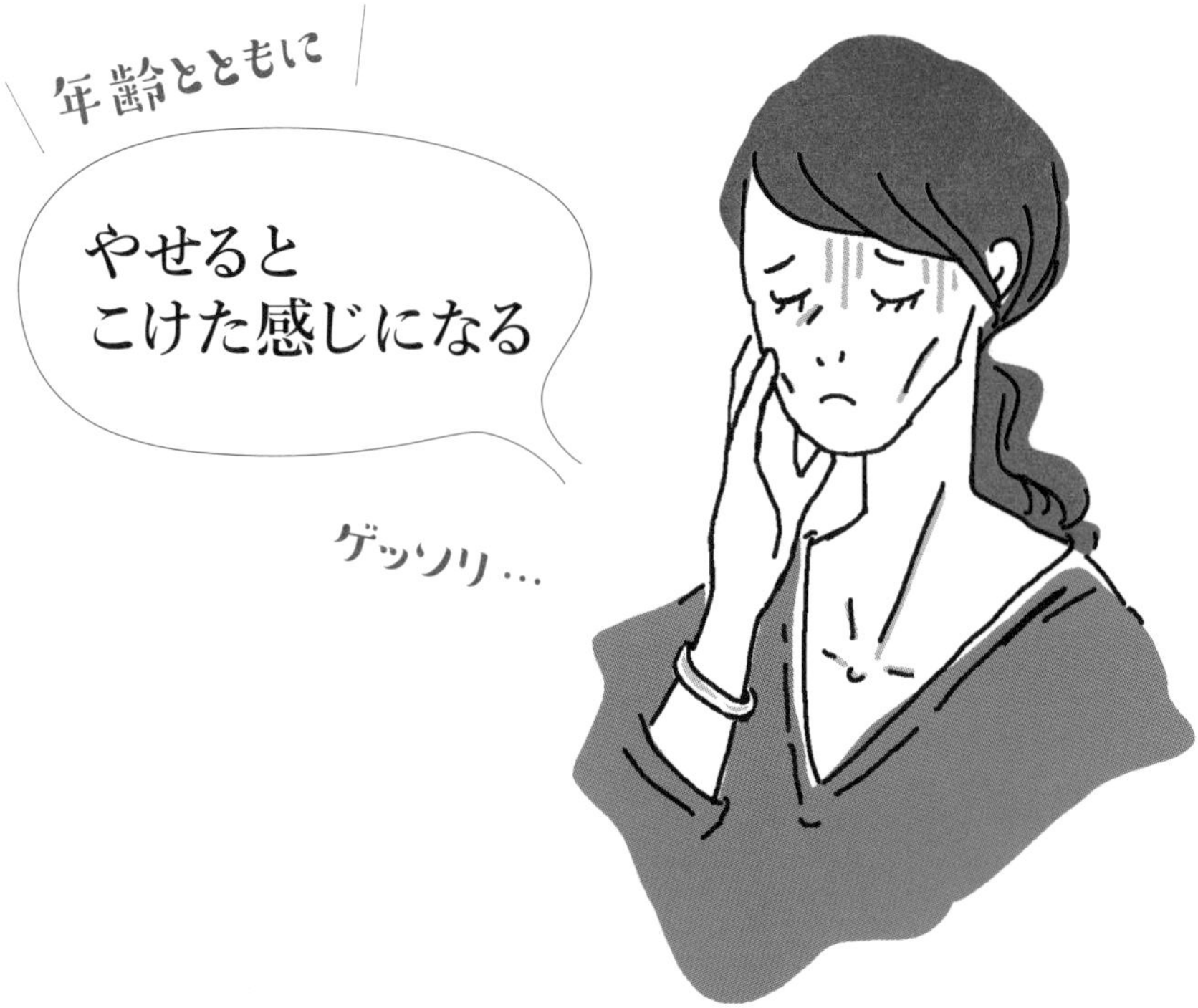
年齢とともに
やせると
こけた感じになる
ゲッソリ…



- □ 頬がこけている
- □ しわっぽい
- □ 肌荒れをよくする
- □ 顔色が悪い

## やつれ老けタイプの生活習慣

### □ 1日の摂取カロリーは基礎代謝量以下

年齢とともに食事量を減らすと内臓の消化吸収力も衰えます。せっかく栄養価の高いものを食べても吸収できないと、新陳代謝のサイクルが乱れてお肌のハリにも影響大。

### □ たくさん食べたいのに食べられない

平均的な１食分が食べきれず、食が細くなってきているなと感じる人は消化吸収する力が落ちている証拠。せっかく摂った栄養素をカラダの中で処理できていません。

### □ よく噛まない

カレーや麺類など噛まずに済むものばかり食べたり、あまり噛まずに急いで食べたりしないで！　消化酵素の分泌が少なくなるため、消化するときにカラダには負担が大きくなります。

### □ 便秘や下痢をよくする

いずれの場合も、腸内環境をよくする食べ物の摂取が少ないだけではなく、悪玉菌の材料になるたんぱく質を摂り過ぎている可能性あり。消化吸収できずに栄養不足になるのもお肌には大敵。

# 食事制限で消化吸収力が低下。新陳代謝のできないカラダに！

以前よりやせにくくなったと感じたときに、まず食べる量を減らす、低カロリーのものを選んで食べるといったことで帳尻を合わせようとする……。また、もともと食が細い人や、年齢とともに小食になっている人もいると思います。いずれのタイプも、食べる量が少なくて栄養不足に陥り、やつれた印象になります。

こうなると、年とともに弱くなる内臓をさらに弱くして、食べたものを消化吸収して、栄養を取り込む力を急激にダウンさせます。消化吸収力が低いのは、消化をサポートする消化酵素がうまく働かないことが原因。そこで消化酵素の材料であるたんぱく質を積極的に摂り過ぎてしまうという間違った食べ方でさらに悪循環に。そもそも消化吸収力が低く、食べたものを栄養に換える代謝力も落ちていると、せっかく摂取したたんぱく質も使えないカラダになっています。すると肌や筋肉、骨など古いものを捨てて新しいものを作る新陳代謝力が衰えてしまい、しわが増える、肌がくすむ、頬がこけるといったやつれて老けた感じになってしまいます。

## やつれ老けをつくる負のスパイラル

年齢を重ねて代謝が落ちてきた

⇩

食べる量や摂取カロリーを減らす

⇩

内臓が弱くなる

⇩

消化吸収力が落ちる

⇩

さらに代謝が下がる

⇩

たんぱく質を使えないカラダに

⇩

ゲッソリ

**やつれ老け**

たるまない　やつれない　疲れない　くすまない

# しっかり噛む、ゆっくり食べるが基本



【レッスンポイント】

◉咀嚼《そしゃく》すると消化酵素が出て、消化力が高まる。

◉脳が食べていることに反応してヒスタミンを分泌、満腹中枢を刺激して食欲が抑えられる。

◉代謝をつかさどるホルモン、レプチンが正常に働いて消化吸収がスムーズになる。

よく噛んで食べるコツ

・ひと口 20 回は噛む

・固形の食事を摂る
（やわらかい麺やドロドロしたカレーより素材に近いもの）

・飲み物は遠くに置く

・箸はまめに置く

# 咀嚼による脳への影響

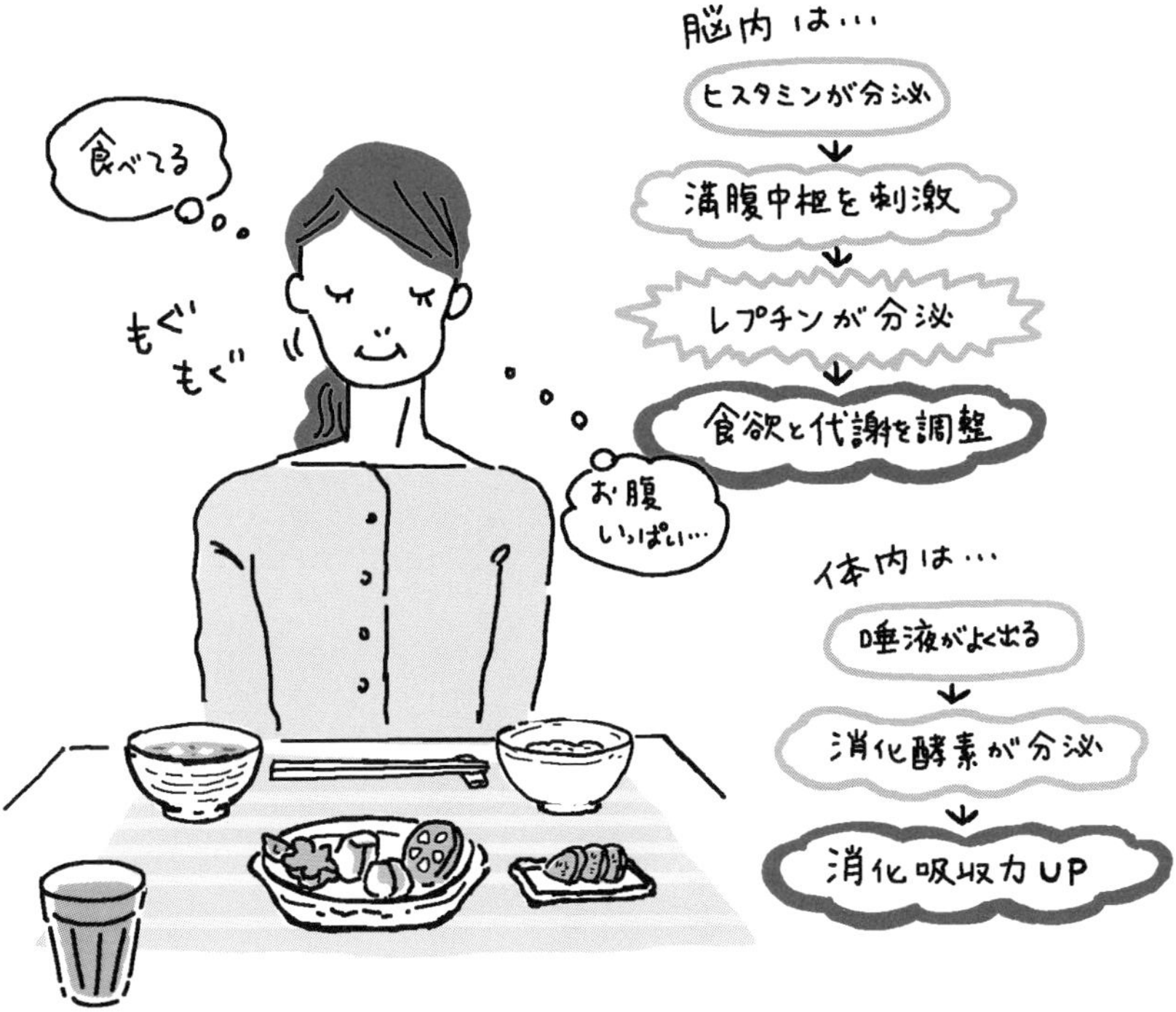
食べてる
もぐもぐ
お腹いっぱい…
脳内は…
ヒスタミンが分泌
満腹中枢を刺激
レプチンが分泌
食欲と代謝を調整
体内は…
唾液がよく出る
消化酵素が分泌
消化吸収力UP

## 噛むことでも消化酵素が出て消化力がアップする

しっかり噛んで食べることのメリットは2つ。消化酵素の分泌が促されること、食欲を抑えるヒスタミンと熱代謝を作るレプチンなどのホルモンの分泌が促されることです。

まず、よく噛むことによるあごのポンプ作用で、唾液が多く出て消化酵素が分泌。栄養をスムーズに吸収できます。また、咀嚼によって脳に「食べている」サインが伝わり、ヒスタミンが分泌。満腹中枢を刺激して食欲が抑えられます。さらに代謝をスムーズにする作用があるレプチンを分泌。熱代謝を高めてエネルギーを作ります。つまり咀嚼は消化吸収と代謝のサイクルを整える大事なファクターなのです。咀嚼のメリットを最大限に生かすには、カレーやシチュー、麺、菓子パンなどやわらかいものばかりを食べずに、食材の噛みごたえを生かしたものを選び、意識して噛む習慣をつけましょう。

たるまない　やつれない　疲れない　くすまない

# 食べても使い切れるカラダに必要な1500kcal／日

【レッスンポイント】

◉内臓を適度に使って消化吸収力を落とさない。

◉たんぱく質を消化吸収できるカラダにする。

◉コラーゲン・骨の入れ替わりをうまくできるようにする。

# たんぱく質の代謝

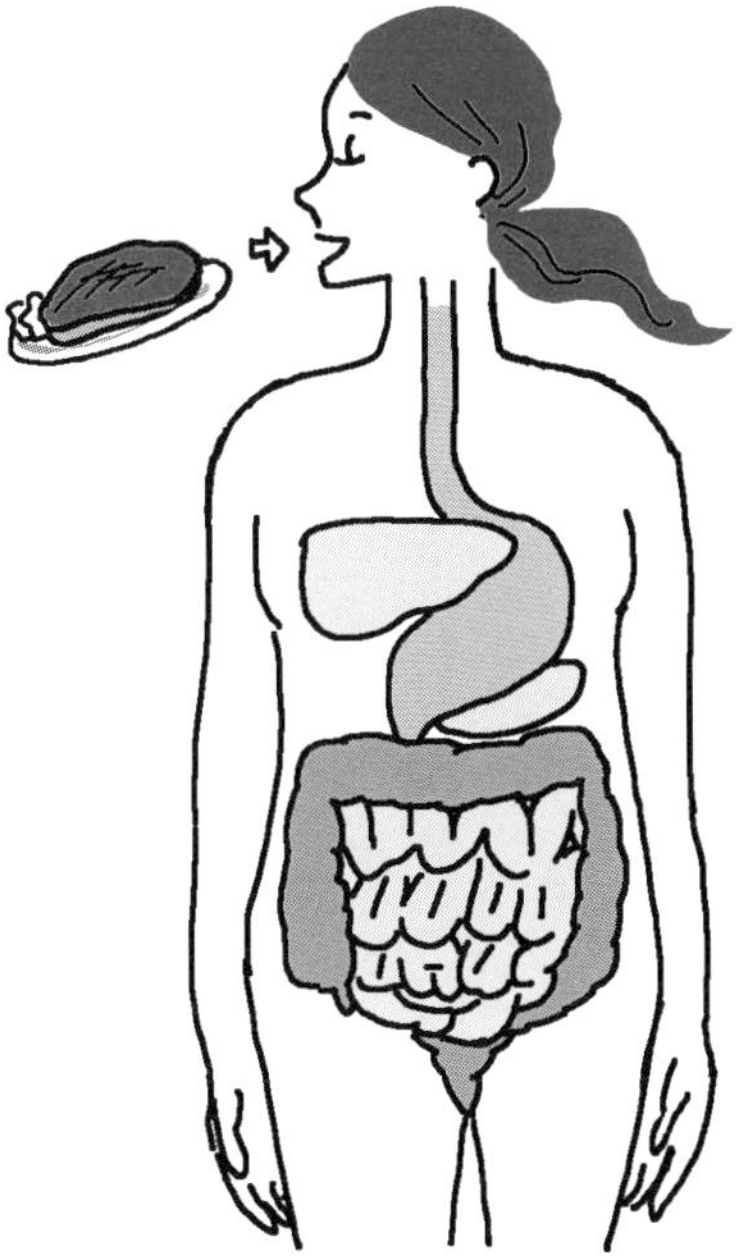

## 摂取したたんぱく質は、アミノ酸に分解されて小腸で吸収される

❶ たんぱく質を含む肉や魚などを食べ、よく噛んで細かくする

❷ 胃で胃酸、消化酵素によって消化される

❸ 十二指腸にすい臓から消化酵素が送られ、さらに消化が進む

❹ 小腸で最終的に細かくアミノ酸まで分解され、粘膜から吸収されて栄養素として肝臓に蓄えられ、全身へと行き渡る

## 体内のたんぱく質代謝の低下が代謝が落ちていく入り口になる

　年齢とともに基礎代謝が低下し、それに合わせて食事量も減らす。もしくはもともと食べる量が少ない人は、消化力に問題あり。１日１５００kcal以下の食事では三大栄養素やビタミン、ミネラルといったカラダに必要な栄養素が不足します。しかも内臓の働きも弱まり、消化吸収力が低下して代謝が下がり、たんぱく質をカラダに取り込む力が激減。するとたんぱく質を材料とする筋肉やコラーゲン・骨の新陳代謝がうまくできず、やつれの原因に。

　肉や魚などのたんぱく質は、胃で消化され小腸でアミノ酸まで分解されたあと吸収され、全身へ行き渡ります。その際に必要なのが消化酵素。消化吸収力が低下してしまっている人は、少しずつ食べる回数や量を増やすなどして消化酵素の分泌量を増やし、たんぱく質を取り込める食べ方を実践してみて。

# たんぱく質の分解を助ける食材をチェック



【レッスンポイント】

- 消化に欠かせない消化酵素は、たんぱく質でできている。
- たんぱく質を分解する消化酵素が入っている食材がおすすめ。
- 果物やクエン酸類を少量でも毎日摂取する。

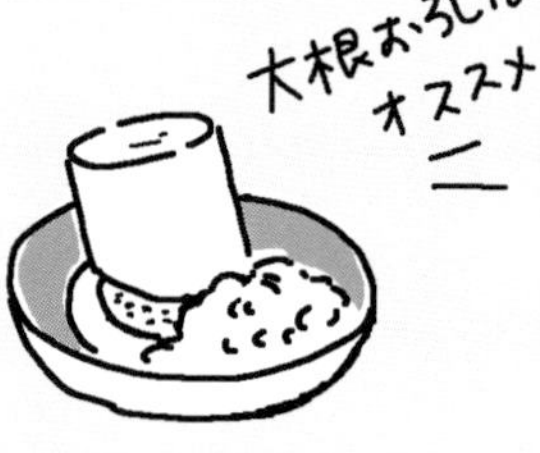

＼積極的に食べたい！／

# たんぱく質の分解を助ける食材

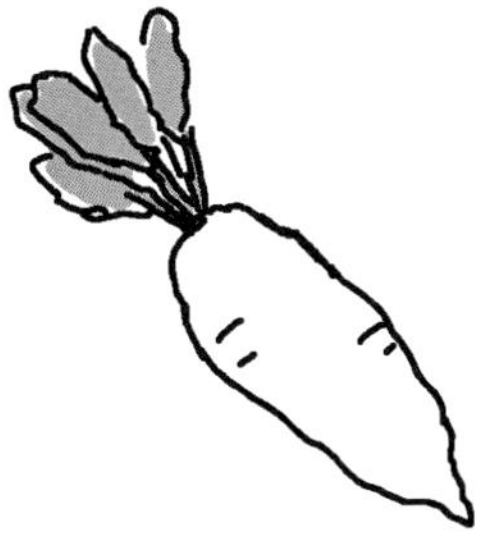

大根

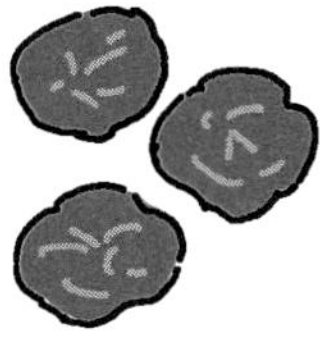

梅干し

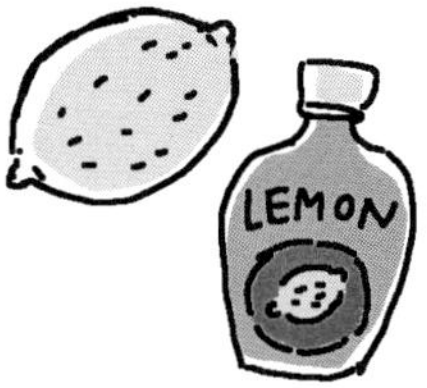


レモン果汁

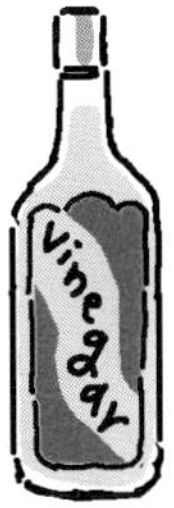


酢

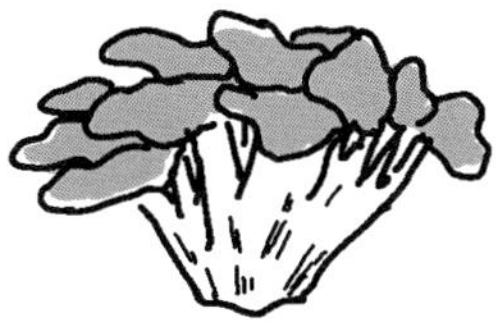

まいたけ

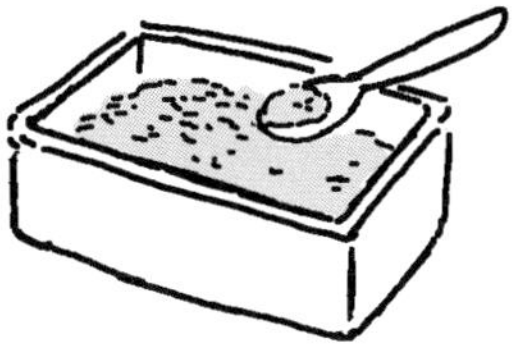

麹（塩麹など）

## 消化酵素の力で基礎体力をつけて弱ったカラダを持ち直す

朝食をプロテインドリンクだけ、おやつはプロテインバーと、とにかくプロテイン信仰が浸透しています。でもここで警鐘を鳴らしたい！

たんぱく質は消化酵素や筋肉、骨、細胞の材料となる大切な栄養素です。ただし、摂っても使えなければ負担になるだけ。材料だけがあっても消化酵素を増やさなければ、骨や細胞を作り出して新陳代謝を高めることにはなりません。まずはたんぱく質をうまく取り込み、少量でも使えるようにすること。すると、新陳代謝が活発になるのでお肌や筋肉にハリが戻り、ハリつやのある見た目にも大きく貢献します。

このことから、たんぱく質の分解を助ける食材を摂ることをおすすめします。フルーツ果汁や酢などのクエン酸類、大根おろしなどを食前、もしくは食事の中に取り入れることで、消化吸収力を上げる大きな手助けになります。

たるまない
やつれない
疲れない
くすまない

# 腸内環境を整える

【レッスンポイント】

◉食後にげっぷやおならがたくさん出る、お腹がすぐに張ってしまう、ガスがたまりやすいのは、腸内環境が乱れているから。

◉SIBO《シーボ》（小腸内細菌増殖症）かなと思ったら、食物繊維、発酵食品をやめてみる。

◉便秘・下痢を解消はマスト。

◉たんぱく質の摂り過ぎは、大腸内の悪玉菌のエサになる。

## SIBOのメカニズム

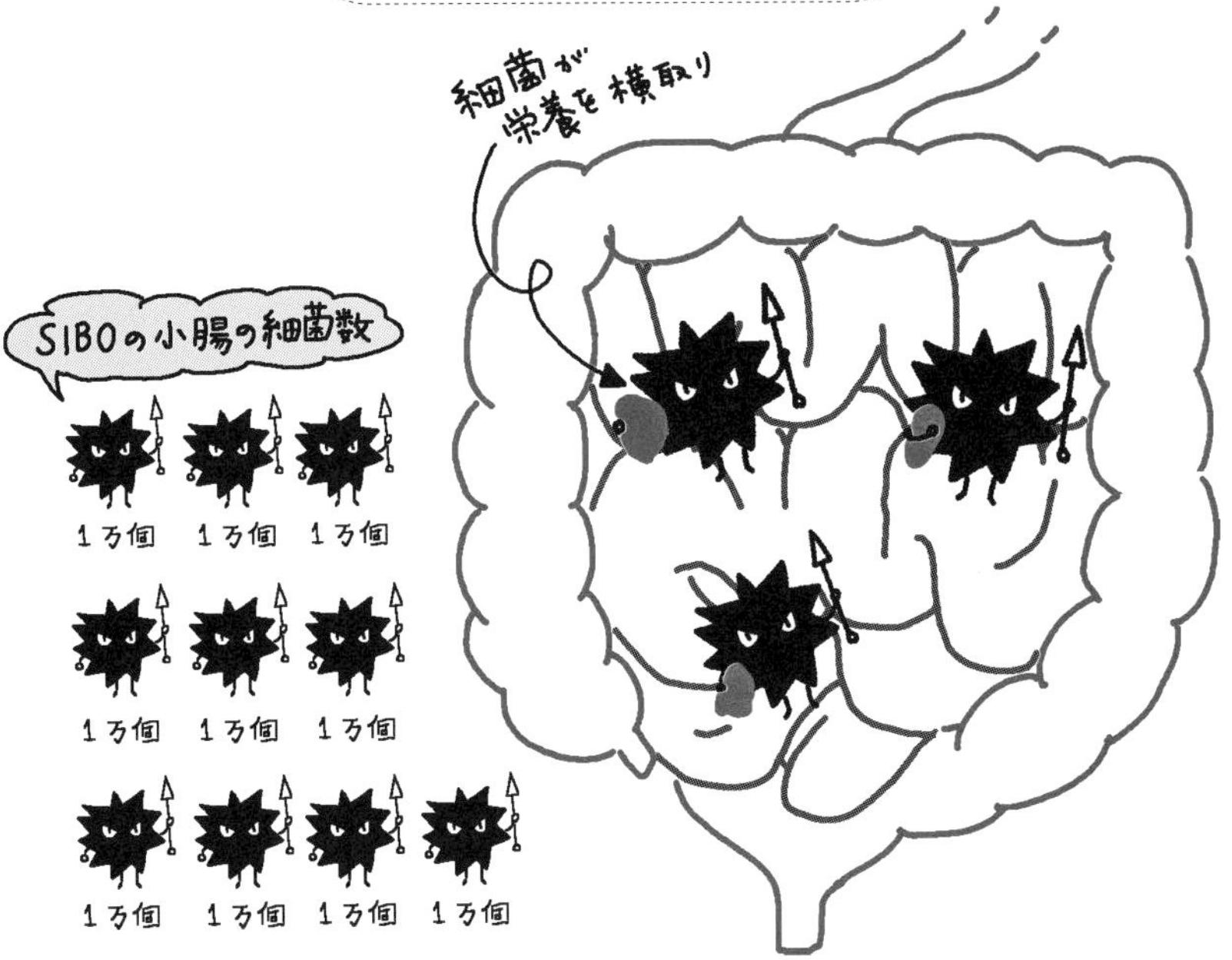
細菌が栄養を横取り
SIBOの小腸の細菌数
1万個
1万個
1万個
1万個
1万個
1万個
1万個
1万個
1万個
1万個

通常1万個程度の小腸内の細菌がその10倍にもなるのがSIBO。この細菌たちが栄養を横取りしてしまいさらに増殖。腸にいいと思って摂った発酵食品やヨーグルト、食物繊維も小腸内細菌のエサになります。

## 小腸も大腸にも影響大。<br>腸内環境の乱れはカラダの乱れ

腸内環境は大腸だけの話だと思いがちですが、小腸にも関係しています。食べ物についた菌や口に入ってくる雑菌は、本来胃酸によって殺菌されます。しかしその働きが弱いと、小腸まで届いた雑菌が増殖してしまうことがあります。これらの菌は小腸で吸収するはずの栄養を横取りして、カラダは栄養失調になりやつれるだけでなく、お腹が張る、下痢や便秘などの不調のサインも！　これをSIBO（Small Intestinal Bacterial Overgrouth）といいます。

次に大腸の腸内環境は、悪玉菌が増えることで悪化します。悪玉菌の増殖の原因のひとつは、たんぱく質の摂り過ぎです。消化吸収されずに余剰になったたんぱく質は大腸で悪玉菌のエサになり、ガスでお腹が張ったり便秘や下痢を引き起こしたりします。まず胃酸を正常に出すことで小腸の環境を整えるのが第一歩です。

たるまない　やつれない　疲れない　くすまない

# 腸内環境を守るために
# すぐできること



【レッスンポイント】

- たんぱく質の摂取量は、体重×1.2～1.5gが目安。
- 善玉菌のエサになる水溶性食物繊維やオリゴ糖を摂る。
- いい菌を含む発酵食品や乳酸菌飲料などを摂る。

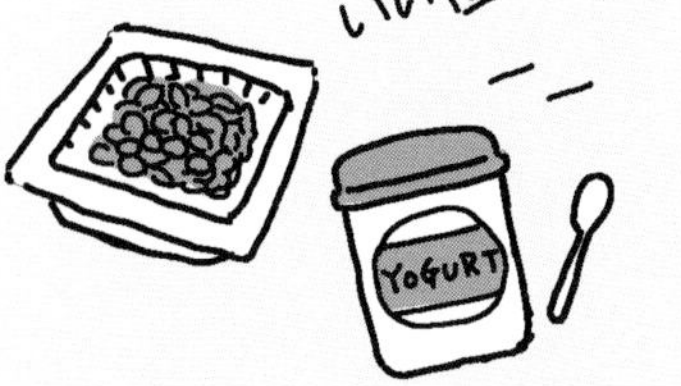

# 腸内環境 UP⇧化計画

## STEP 1: 悪玉菌を増やさない

- **たんぱく質を摂り過ぎない**

  ⇒ 悪玉菌のエサになる。摂取の目安は体重×1.2 ～ 1.5g。

  ただしこれでも調子がよくならない場合は、減らす　注意!

- **加工食品を避ける**

  ⇒ 添加物などが悪玉菌のエサになる

## STEP 2: 善玉菌を増やす

- **プレバイオティクスを摂る = 善玉菌のエサになる食品**

  ⇒ 水溶性食物繊維（ごぼう、きのこ、海藻、いも類） オリゴ糖（はちみつ）

- **プロバイオティクスを摂る = カラダによい菌を含む食品**

  ⇒ 発酵食品（納豆、みそ、キムチ） 乳酸菌飲料　ヨーグルト

  SIBO が疑われる場合は

  プレ、プロバイオティクスの摂取は避ける　注意!

## 悪玉菌を増やさず、善玉菌を増やすことで腸内環境を整える

消化吸収がうまくいったら、仕上げは排泄がスムーズにいくことが大事。これによってエネルギー代謝もたんぱく代謝もよくなり、食べ物をエネルギーに換えてはつらつと動けるように。さらに筋肉や骨、細胞、肌の生まれ変わりのサイクルも整うことで、ハリのある見た目を維持できるのです。代謝の最終関門を突破できるかは、大腸の腸内環境のよしあしで決まります。

　腸内環境を整えるには、悪玉菌を増やさず、善玉菌を増やすことがポイントです。まず悪玉菌を増やさないためにしたいのは、たんぱく質と加工食品を摂り過ぎないこと。ともに悪玉菌のエサになります。摂取の目安は体重×1.2～1.5gです。次に善玉菌を増やすことも大切。善玉菌を含む発酵食品や乳酸菌、腸内細菌のエサになる水溶性食物繊維やオリゴ糖を摂るようにしましょう。

Chapter 03

# 疲れない食べ方



一気に年をとった印象を与える疲れ顔。絶対に人には言われたくない、見られたくないですよね。寝ても疲れを引きずってしまう原因は間違った食事のとり方によって、血糖値が急激な上がり下がりを繰り返してしまうためです。解決法は極めてシンプル！　規則正しくバランスのとれた食事をする、ごく普通の生活リズムを取り戻すことです。

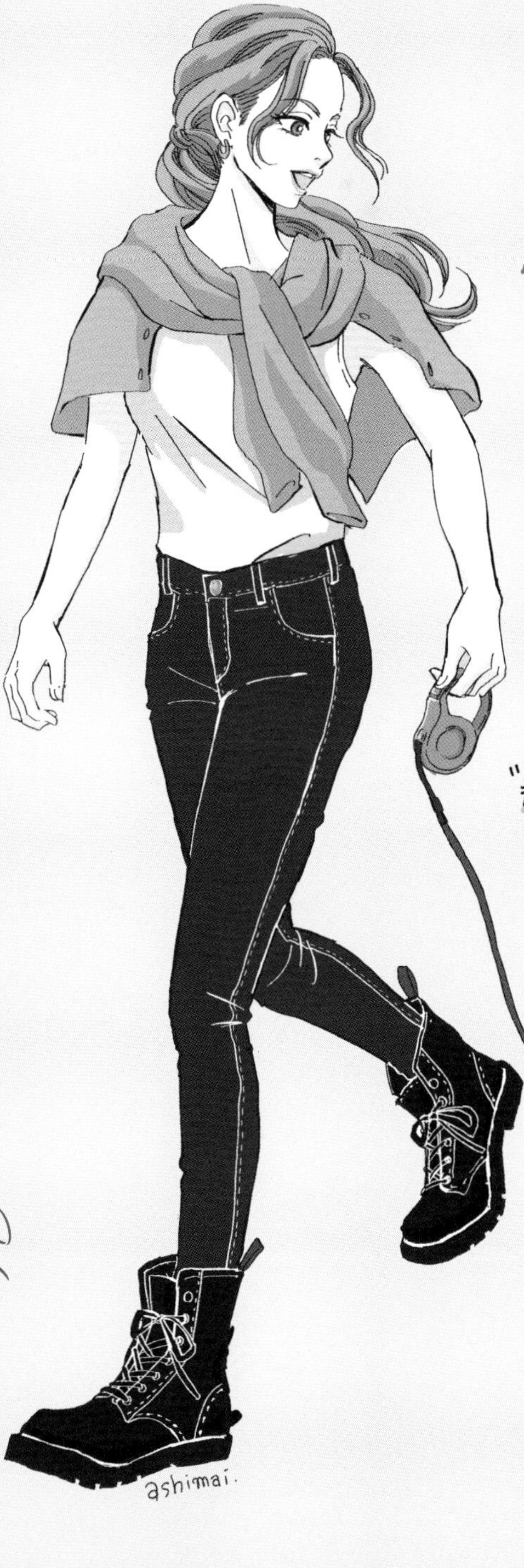
ashimai.

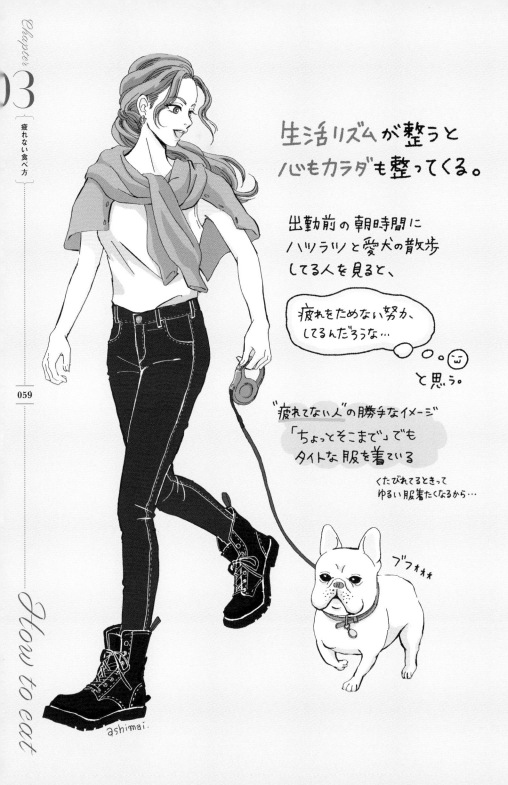

生活リズムが整うと
心もカラダも整ってくる。

出勤前の朝時間に
ハツラツと愛犬の散歩
してる人を見ると、

疲れをためない努力、
してるんだろうな…

と思う。

"疲れてない人"の勝手なイメージ
「ちょっとそこまで」でも
タイトな服を着ている

くたびれてるときって
ゆるい服着たくなるから…

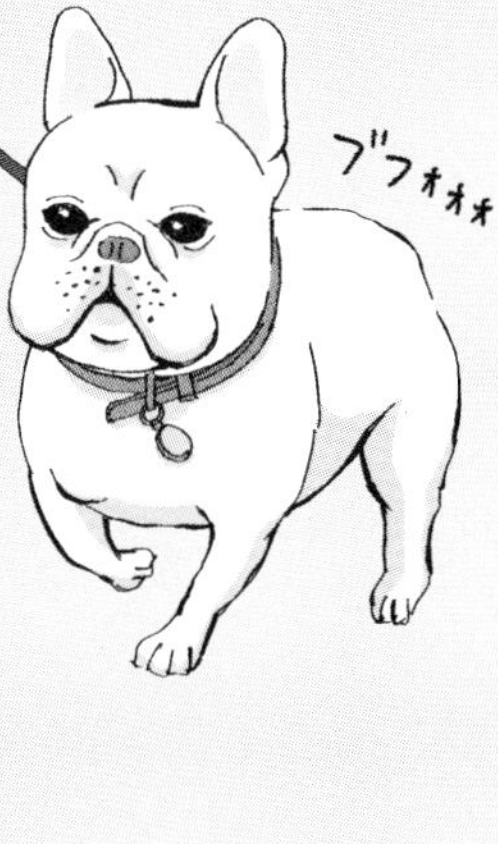
ブフォォォ

# 疲れ老けはこんな人！

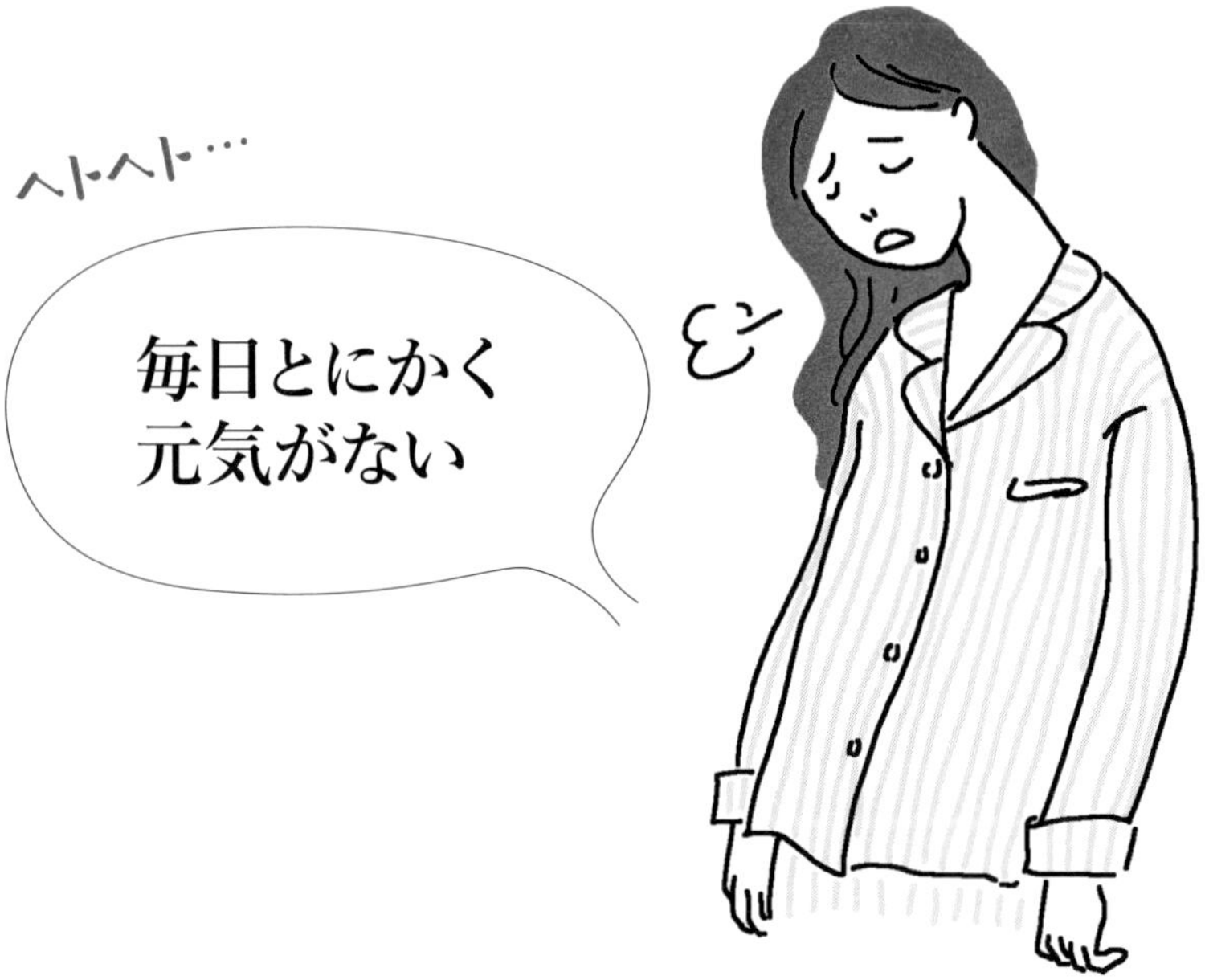


## 疲れ老けタイプの生活習慣

### □ 朝、起きるのがしんどい

睡眠中に時々起きてしまう、寝汗がすごいという人は、眠りが浅く、朝がしんどいはず。実はこれ、睡眠中の血糖値のコントロールができていないのが原因です。

### □ 朝食を食べられない

朝、食欲がないから食べない。もしくはコーヒーだけ、サプリだけで済ませて、午前中からグッタリしてお疲れ顔になっていませんか？　血糖値が低過ぎては元気が出ないのも当然です。

## □ 食後、眠くなる

この体感は当たり前のことではなく、血糖値コントロールがうまくいっている人には起こりません。食事で急激に上がった血糖値が急激に下がる、このとき睡魔とだるさに襲われます。

## □ 夕方甘いものが食べたくなる

手軽で高カロリーの甘いものが欲しいときは、血糖値が下がっているときです。ランチ時に急激に上がった血糖値が急激に下がった夕方のタイミング、16 時くらいは要注意。

## □ 夕食は遅い時間にガッツリ食べる

朝、昼はあまり時間がないからササッと済ませ、夕食をついガッツリ食べてしまう……。ストレスだけが原因でなく、生活スタイルそのものを見直す必要があります。

## □ コーヒーやエナジードリンクを飲まないと頑張れない

血糖値の乱高下のせいで、カラダがずっとだるいまま。なんとかシャキッとしたいときにカフェインで交感神経に刺激を入れてドーピング。これは疲れをごまかしているだけです。

# 血糖値の激しいアップダウン。カラダへの負担は半端ない！



朝がだるい、ランチ後は眠くなる、夕方疲れて甘いものが欲しくなる……。こんな日常は当たり前で、誰もが同じだと思ったら、それは大きな勘違いです。実は、こうしたことが起こるのは血糖値のコントロールができていないからなのです。

朝食を食べないと、前日の夜から翌日のお昼まで何も食べない低血糖状態。このタイミングで空腹のあまり昼食を勢いよく食べると、血糖値は急激にアップ。それが急激に下がってエネルギー不足を起こすと眠くなる、甘いものが欲しくなるという状況に陥り、ついつい夕方にお菓子を食べてしまい、また血糖値がぐんと上がります。夕食はランチと同様に低血糖の真っただ中で摂るので、血糖値が再び爆上がり。寝る頃には低血糖状態で眠りが浅くなり、朝がつらい……となります。

１日の中にこれだけ血糖値がアップダウンしていると、カラダへの負担は相当なもの。それが疲労となって現れます。この負のスパイラル、どこかで断ち切らないと、疲れのループからは逃れられません。

## 疲れ老けをつくる負のスパイラル

朝食を抜く

↓

昼食をガッツリ食べる

**血糖値が急激に上がる**

↓

夕方に血糖値が急激に下がる

**甘いものを食べる**

↓

**血糖値が上がり、夕食頃にガクンと下がる**

夕食をガッツリ食べる

↓

睡眠の質が悪くなる **(夜間低血糖)**

↓

朝から疲れている

↓

ヘトヘト

# 疲れ老け

たるまない　やつれない　**疲れない**　くすまない

# 「朝食を食べる」を最優先に

【レッスンポイント】

- 睡眠中、下がった血糖値を朝食で安定させる。
- 朝食で血糖値を上げて、昼食での血糖値の爆上がりを防止する。
- 朝・昼・夜の食事量は3：4：3が理想。

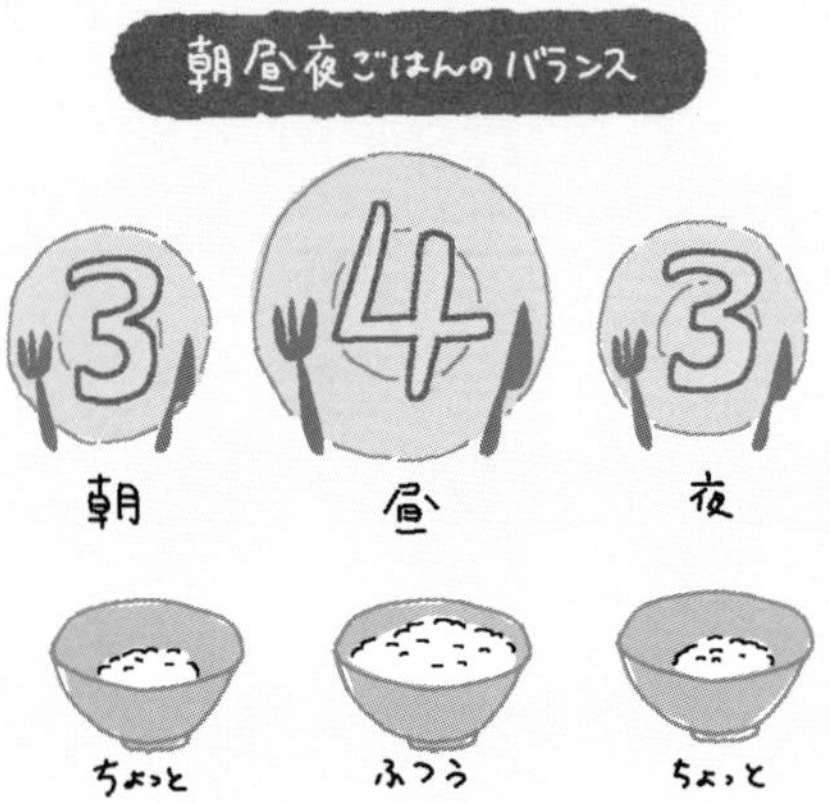
朝昼夜ごはんのバランス
3
4
3
朝
昼
夜
ちょっと
ふつう
ちょっと

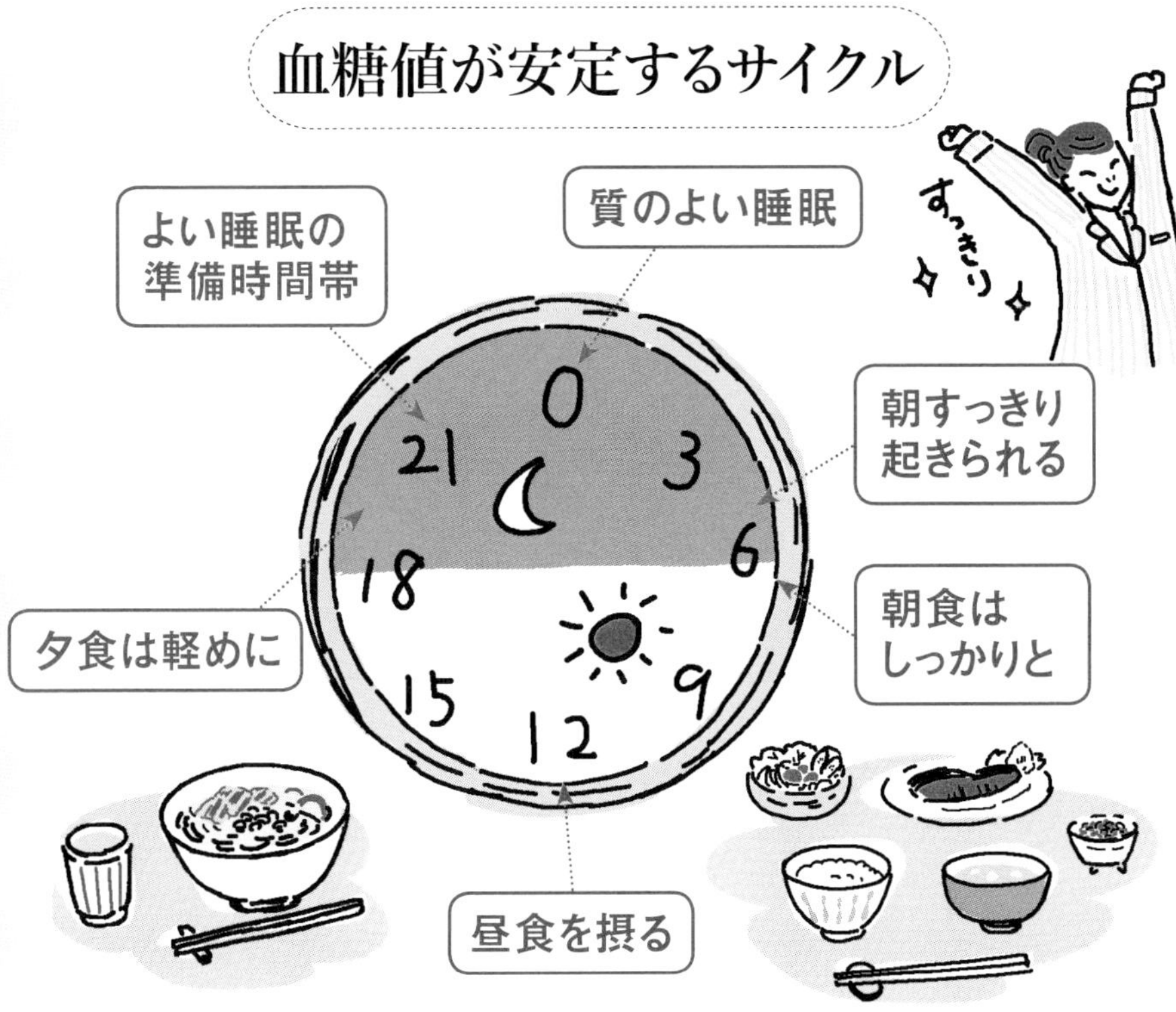
血糖値が安定するサイクル
質のよい睡眠
よい睡眠の準備時間帯
すっきり
朝すっきり起きられる
朝食はしっかりと
夕食は軽めに
昼食を摂る
0
3
6
9
12
15
18
21

## 朝食を摂る習慣を定着させて1日の血糖値を安定させる

朝食抜き、昼食や夕食でどか食いの生活は、まさに疲れ老けになる連鎖を地で行く生活です。これを脱するには血糖値を安定させること。まずヨーグルトからでも朝食を摂りましょう。

朝食を摂ると血糖値が安定して、昼食後の血糖値の急上昇を抑えられます。その後、血糖値は緩やかに上がってから下がります。急激な血糖値の低下がないので、エネルギー不足を起こしづらく、手軽で高カロリーのお菓子が欲しくなくなり、血糖値の急上昇も防げます。昼食の6時間後くらいで空腹になったら夕食を。

カラダへの負担が大きく疲労感を生む血糖値の乱高下を防ぐには、食事の時間と量が大切です。時間は食事の間が空き過ぎて低血糖状態を生まないように、まずは朝食を摂る習慣を。量は増減が大きくならないバランスで、朝・昼・夜は3：4：3を目指しましょう。

# 自律神経が整うと、暴飲暴食や偏食が減る

【レッスンポイント】

- ◉自律神経が整うと、ホルモンの分泌が安定する。
- ◉血糖値をコントロールするホルモン「グルカゴン」と「インスリン」などが正常に働く。
- ◉食欲をコントロールできるようになる。

## 交感神経と副交感神経のバランスが整うと……

**交感神経**

消化や吸収を抑制する

インスリン分泌が減少

グルカゴン分泌が増加

⇩

**食欲が落ち着く**

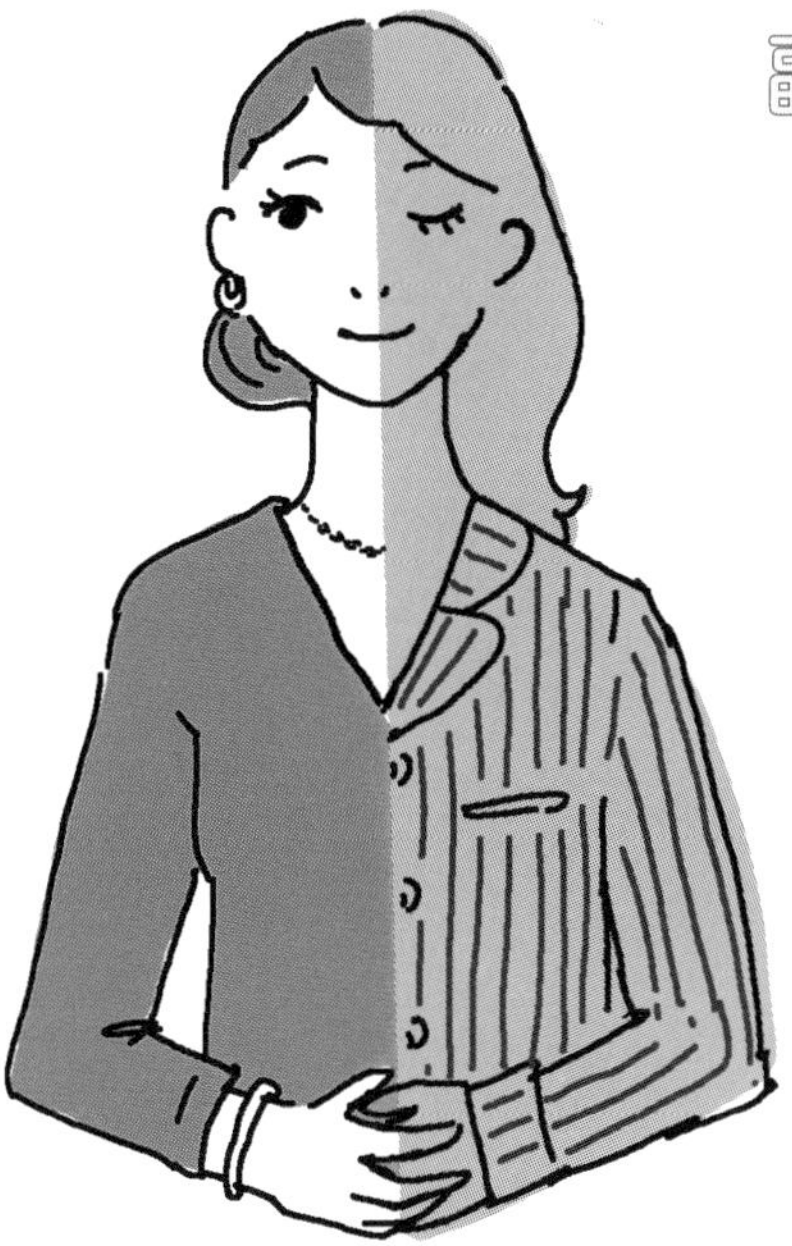

**副交感神経**

消化や吸収を促進する

インスリン分泌が増加

グルカゴン分泌が減少

⇩

**食欲が落ち着く**

## 自律神経の乱れ。ホルモンの乱れで暴飲暴食に

自律神経はカラダの働きを無意識に調律する神経。昼には交感神経が優位になり、てきぱきと動ける、夜になると副交感神経が優位になり、休息モードになります。同時に、ホルモンの分泌をコントロールする大事な役目もあります。

食前の血糖値が下がったときはグルカゴンが分泌。食後は急激な血糖値の上昇を防ぐためのホルモンであるインスリンが分泌されます。これが正常だと食欲をコントロールでき、急に甘いものが欲しい！ということもなくなります。しかし血糖値が乱高下を起こすと、ホルモンが正常に分泌されず、自律神経が乱れてカラダに負担がかかり疲弊していきます。自律神経を整えるには、血糖値の乱高下を防ぐ必要があり、空腹時に高糖質食は避けたいもの。空腹になり過ぎないように、1日3回食事を摂るだけでも血糖値の乱高下は防げ、自律神経も整います。

たるまない　やつれない　**疲れない**　くすまない

# 甘いもの、カフェイン、お酒と上手に付き合う



【レッスンポイント】

- 三大嗜好品は付き合い方が悪いと、自律神経のバランスが乱れる。
- 甘いものはできるだけ砂糖ではなく、はちみつやフルーツで摂る。和菓子は脂質が少ないのでおすすめ。
- コーヒーは1日1杯、夕方までに飲む。もしくはデカフェを選ぶ。
- お酒を飲む場合は、量や頻度などを決めて制限をかける。

## 自分なりのルールを作る

たとえば…

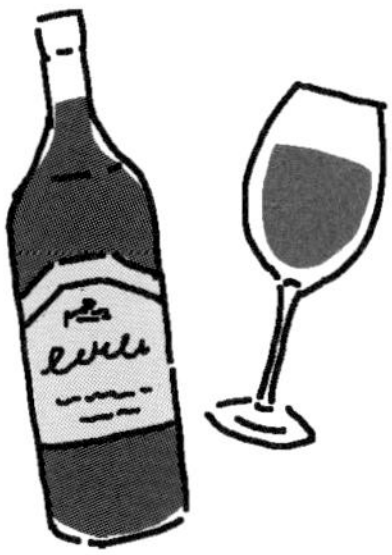

お酒

週末に１杯だけ

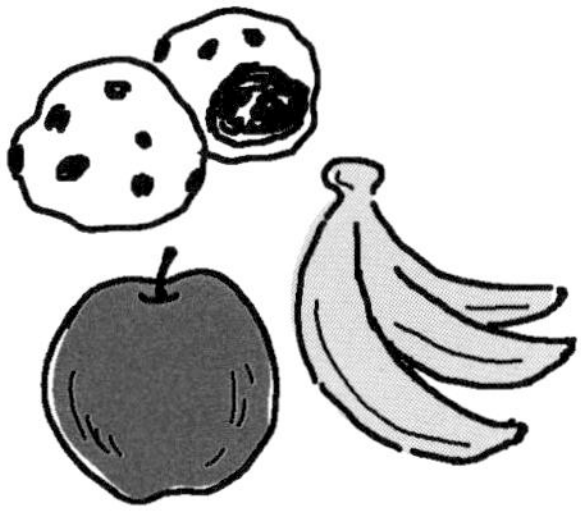

甘いもの

和菓子、フルーツを選ぶ

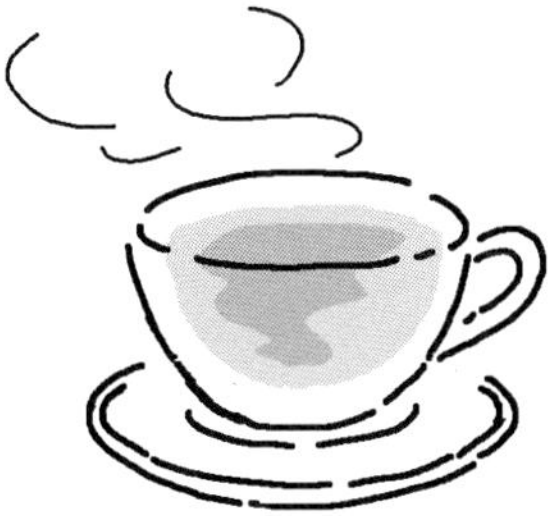

カフェイン

夕方までにし、その後は
ハーブティーもしくはデカフェに

## 無意識に摂り続けてカラダに ダメージを与えている人が続出

甘いものを食べたくなるのは、急激に血糖値が下がってエネルギー不足のとき。手っ取り早くカロリーを摂れるので自然と手が伸びるのです。カフェインやお酒は、血糖値を上げたいときに欲しくなり、交感神経を優位にさせ、アドレナリンが出て高揚感を得られます。どちらも血糖値の乱高下に拍車をかけ、自律神経のバランスを乱すので、カラダへのダメージは相当なもの。疲弊して老けを加速させてしまいます。

大切なのは我慢ではなく、我慢できない理由を考えること。甘いもの、カフェイン、お酒が欲しくなるのは、血糖値の乱高下が原因なので、これを引き起こさない食べ方に変えていくしかありません。嗜好品を我慢するのではなく、自分の決めたルールで摂れば、ルールを超えて摂ってしまったとき、その原因を分析でき、次の摂り過ぎを防げるようになります。

# 食事と食事の間を6時間以上空けない

【レッスンポイント】

- 食事と食事の間が空き過ぎると、食べたときに血糖値が急上昇する。
- 血糖値が急激に下がっていると感じたときは、砂糖を多く使ったお菓子は控える。
- 間食はおにぎりやスープ、アーモンドなどのナッツ類、豆大福などの和菓子、甘栗、干しいも、フルーツなどを選ぶ。

# 間食は上手に摂れば問題ナシ！

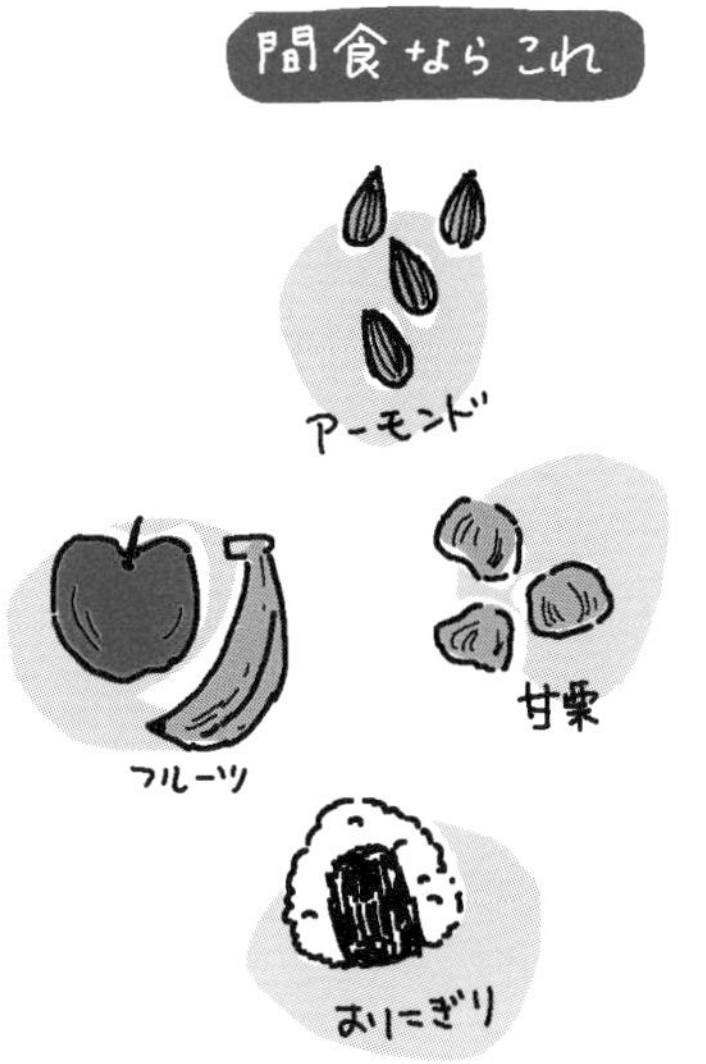
間食ならこれ
アーモンド
フルーツ
甘栗
おにぎり

朝

7:00 朝ごはん

10:00 間食

昼

12:00 昼ごはん

16:00 間食

夜

19:00 夜ごはん

どうしてもお腹が空いたら
血糖値を整えるためにはちみつを

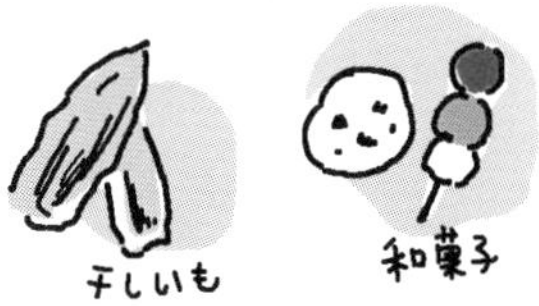
干しいも
和菓子

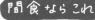

## 食後のだるさ・眠さを防ぐには おやつを食べるといい！

食後にだるい、眠いはいつものこと。誰もが同じだと思っているかもしれませんが、それは違います。昼食後に眠い、夕方に甘いものが食べたくなるのは急激な血糖値の上がり下がりによって食欲をコントロールできなくなっているからです。こうした血糖値の乱高下によって自律神経が乱れてだるくなったり疲れやすくなったりすると、覇気がない、元気がない、老けて見えるということになります。

血糖値の乱高下を防ぐには、食事と食事の間を6時間以上空けないこと。朝食を抜いて腹ペコの状態でランチを摂れば、急激に血糖値が上がるのは目に見えています。時間が空いてしまうときは、おやつ選びを上手にすることが大切です。おにぎり、スープ、ナッツ、和菓子、甘栗、フルーツなどがおすすめ。おやつの糖質は1日20g程度にとどめましょう。

たるまない　やつれない　**疲れない**　くすまない

# 日中の血糖値の乱高下をなくすと睡眠の質が上がる⇒元気になる

【レッスンポイント】

- ◉ 血糖値の山が小さくなるよう1日3食きちんと食べる。
- ◉ 血糖値の急上昇を防ぐために、食事はゆっくりよく噛んで食べる。
- ◉ 睡眠中の低血糖を防ぐために、寝る前にスプーン1杯のはちみつを食べる。

夜間低血糖チェックシート
当てはまるほど注意!

- ☐ 朝からだるい
- ☐ 低体温
- ☐ 食いしばり
- ☐ 肩こり、背中が張る
- ☐ 寝違える
- ☐ 悪夢を見る
- ☐ 夜中、目が覚める
- ☐ 朝お腹が空かない

## 夜間低血糖でこんなことが起きてる！

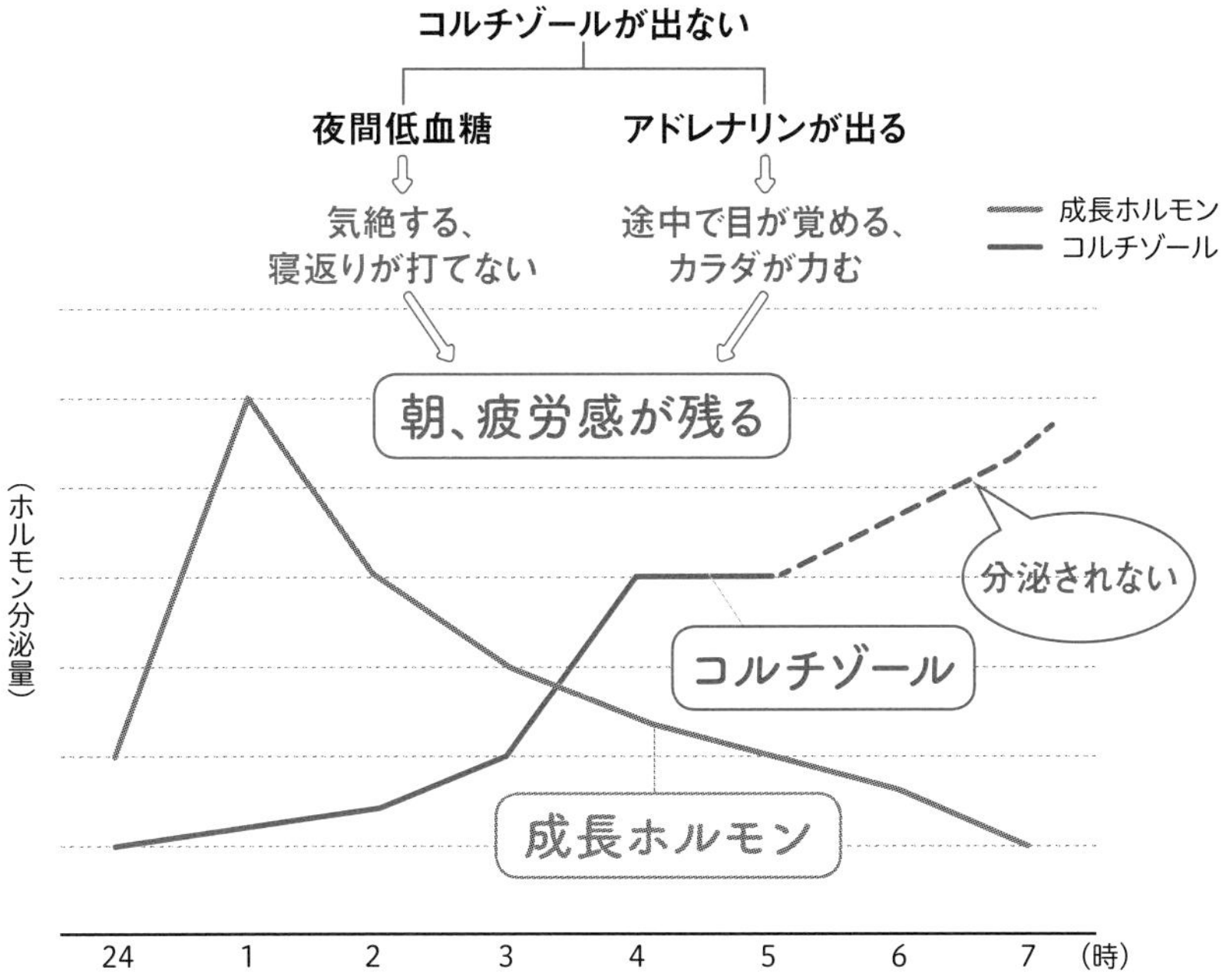
コルチゾールが出ない
夜間低血糖
アドレナリンが出る
気絶する、
寝返りが打てない
途中で目が覚める、
カラダが力む
朝、疲労感が残る
成長ホルモン
コルチゾール
（ホルモン分泌量）
分泌されない
コルチゾール
成長ホルモン
24
1
2
3
4
5
6
7
（時）

成長ホルモンは寝てすぐの深い睡眠中に多く分泌。コルチゾールは睡眠の後半から分泌が増え、明け方に向けて多く分泌される。

### 睡眠中に気絶、途中覚醒。これが朝からぐったりの原因

寝ても疲れが取れない、朝だるいといった疲労感の原因は、合わない寝具やブルーライトに長時間さらされているから。心当たりがあるのではないでしょうか。しかし、それ以外に案外大きな要素を占めているのは食事の摂り方です。

寝ている間もホルモンが血糖値のコントロールをしてくれます。血糖値を安定させてくれるのは、成長ホルモンやコルチゾール。ところが日中に血糖値が乱高下する食事のサイクルだと、すでに寝る前に低血糖状態になっています。睡眠中にコルチゾールが出ないと夜間低血糖に陥り、エネルギー切れで動けない気絶状態に。寝返りが打てなくてカラダにこりが出ることも。もしくは低血糖からカラダを救おうとムダにアドレナリンが出て途中覚醒したり、力《りき》んで寝たりして朝にどっと疲労感が。これを脱するには血糖値の乱高下を防ぐしかありません。

Chapter 04

# くすまない食べ方



お肌の透明感のなさや夕方の黄ぐすみが気になる、血色が悪い……。肌のコンディションは、生活習慣はもちろんのこと、食べ方とも密接に関係しています。くすみ肌の原因は貧血や冷えなどの血流や熱産生の問題と、糖化、酸化などの代謝の乱れ。これらを解決するためは食べ方にポイントがあります。

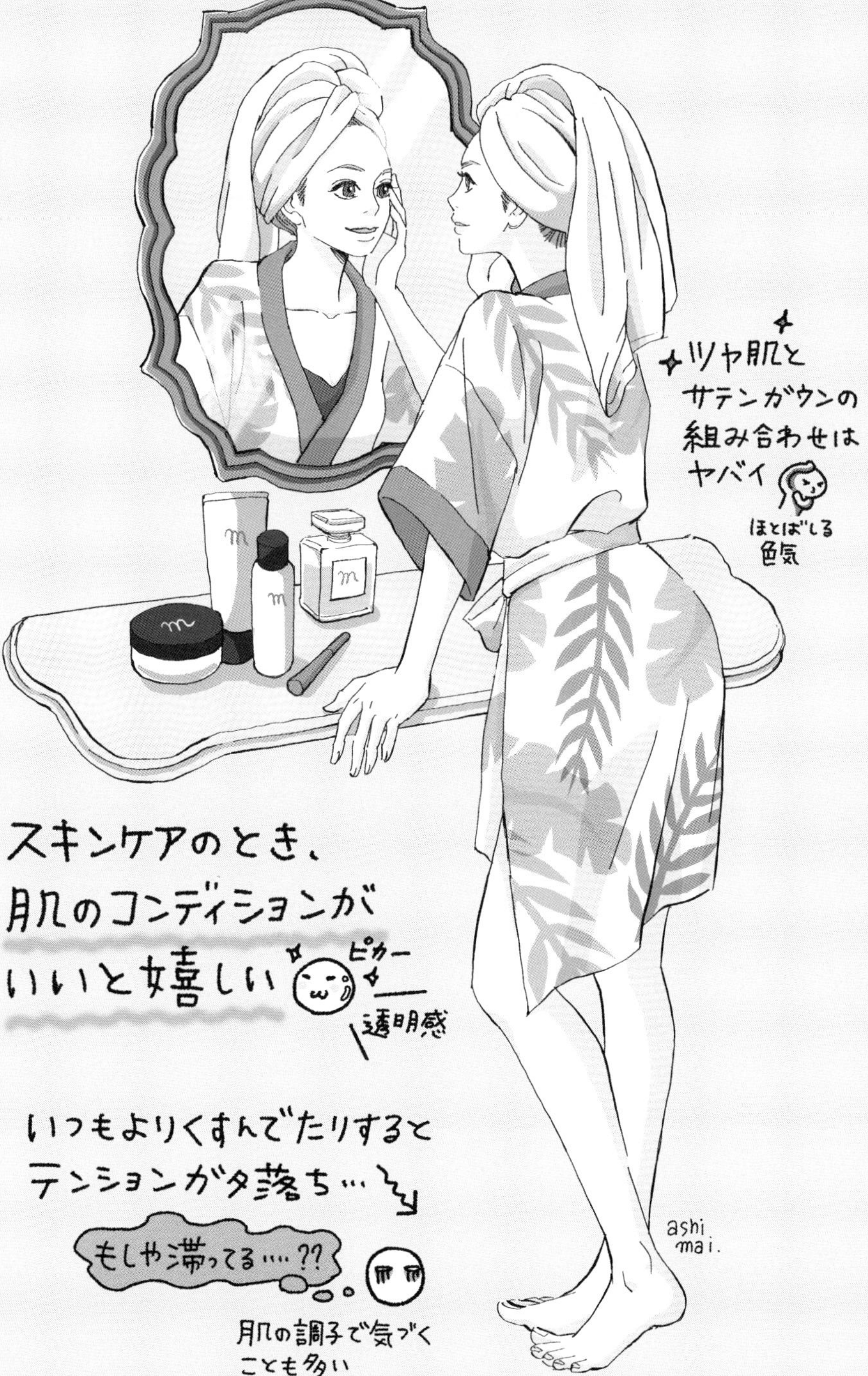
ツヤ肌と
サテンガウンの
組み合わせは
ヤバイ
ほとばしる
色気
スキンケアのとき、
肌のコンディションが
いいと嬉しい
ピカー
透明感
いつもよりくすんでたりすると
テンションがタ落ち…
もしや滞ってる….??
肌の調子で気づく
ことも多い

# くすみ老けはこんな人！

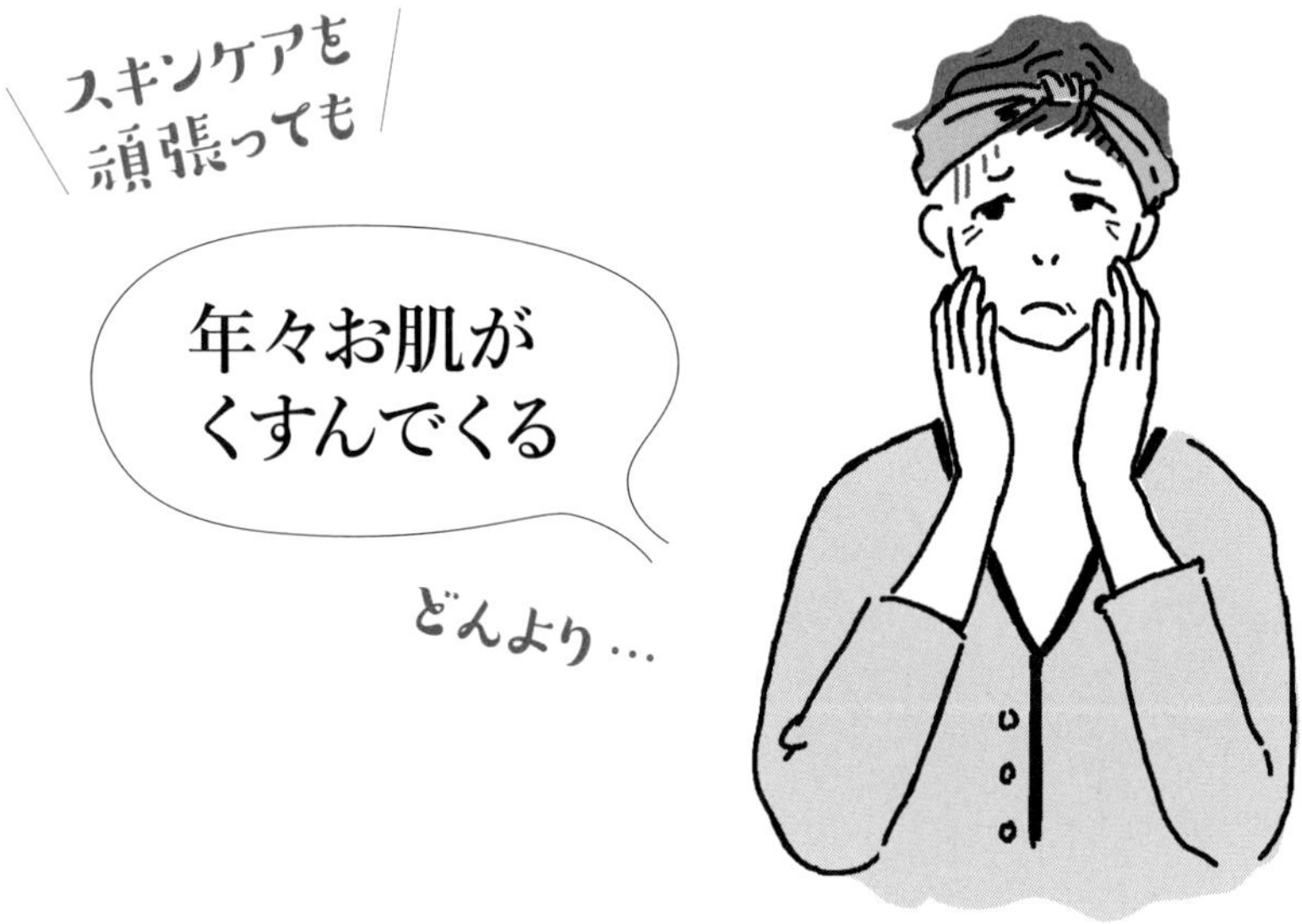
スキンケアを
頑張っても
年々お肌が
くすんでくる
どんより…

- □ お肌がくすんでいる
- □ ハリがなく、しわも多い
- □ 顔色が悪い
- □ 皮膚が硬い

## くすみ老けタイプの生活習慣

### □ ミネラル系のサプリを飲んでいる

ミネラルは食事では吸収しづらいからとサプリを欠かさない人もいます。でも、そもそも食べ物に含まれるミネラルですら吸収できない、代謝のよくないカラダならサプリも非効率的です。

### □ 添加物の多い加工食品をよく食べる

加工食品はおいしいですが、ビタミンやミネラルが圧倒的に不足しています。代謝に欠かせないミネラル、ビタミンが足りないと、お肌へのダメージ大。

### □ 清涼飲料水や甘いものが好き

砂糖を多く含むジュースやお菓子などは、手軽に血糖値を上げられエネルギーになります。しかし持続せず、また欲しくなる……。つまりエネルギーを作れないカラダになります。

### □ 揚げ物が好き

調理法の中でも最も油を使うのが揚げ物。しかも油の種類を選ばないと、酸化する一方です。酸化した油が細胞を傷つけると、お肌にも影響が大きいことは言うまでもありません。

# 透明感が失われくすみを感じたら血流をよくする生活にシフト！



第一印象で若々しさを感じるのはお肌のコンディションがいいとき。くすんでいると実年齢よりぐっと上に見えてしまうことがあります。睡眠不足や紫外線の影響などでも肌のコンディションは変わりますが、見落としてはいけないのが食べ物です。

くすみは、肌の新陳代謝ができなくてターンオーバーが遅れることが原因のひとつです。ではなぜ新陳代謝が悪くなるのか……それには2つの大きな理由があります。ひとつは糖質やたんぱく質を代謝させるのに必要なミネラルが足りないこと。たんぱく質は肌や髪、筋肉の材料となりますが、ミネラルが不足することにより肌や髪などの細胞が古いものから新しいものへと入れ替わるのに、必要以上に時間がかかってしまうのです。もうひとつは、加工食品などから砂糖や添加物を多く摂ってしまい、細胞に傷がつく酸化や変性する糖化がカラダの中で起きてしまい、皮膚などの新陳代謝を妨げているからです。ミネラル不足に加えて、砂糖や添加物による影響で肌が新しい細胞に入れ替わる新陳代謝ができないと、くすんだ顔色になります。

# くすみ老けをつくる負のスパイラル

ほとんどの人がミネラル不足
(特に鉄、亜鉛、マグネシウム)

↓

加工食品や添加物の多い
食事でさらに加速

↓

スムーズな代謝ができない

↓

新陳代謝ができず、
ターンオーバーが遅れる

---

空腹時の甘いものや、脂質過多の食事

↓

ミネラル不足やビタミンB群などの
補酵素の不足

↓

血糖値の乱高下

↓

血糖値上昇時にたんぱく質と糖質が結合

↓

糖化してAGEsに

---

ストレス、過度の運動、
紫外線、飲酒など

↓

活性酸素の生成

↓

無毒化してくれるビタミンCやEなどの
抗酸化物質が不足

↓

細胞を活性酸素が攻撃して酸化

---

→ どんより…
くすみ老け

たるまない　やつれない　疲れない　くすまない

# 貧血を改善することが マストだと心得る

【レッスンポイント】

- 鉄はエネルギーを作る上で不可欠。
- 鉄不足だからといって、鉄剤を飲むだけでは、吸収できずに腸内環境が悪化！
- 鉄はできるだけ食品から、ビタミンCやクエン酸と一緒に摂ると吸収がいい。
- 赤血球を作る材料はビタミン$B_6$、$B_{12}$、葉酸、たんぱく質。

鉄分の多い食品

**大豆類**（納豆、豆腐など）
**海藻類**（わかめ、のりなど）
**赤身肉や魚**（牛ヒレ肉、豚レバー、かつお、まぐろなど）
**緑黄色野菜**（小松菜、ほうれん草など）
**プルーン**

# 貧血はさまざまな不調の引き金になる

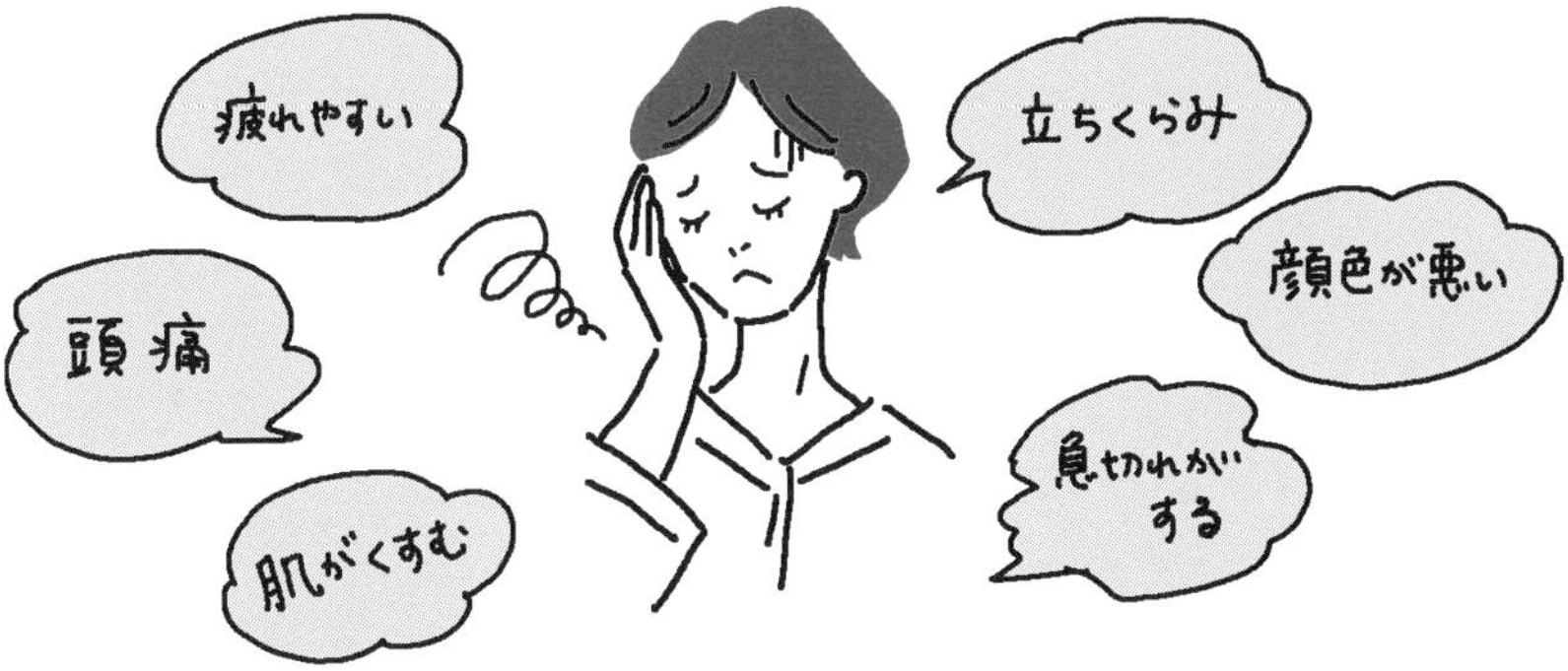


## 貧血度チェック

1つでも当てはまったら貧血の危険性あり!

- □ めまいや立ちくらみがする
- □ 顔色が悪いとよく言われ、肌がくすんで見える
- □ 疲れやすく、なんとなくいつもカラダがだるい
- □ ちょっとした坂道や階段で動機、息切れがする
- □ 外食や市販の弁当を食べることが多い
- □ インスタント食品や冷凍食品、加工食品をよく食べる
- □ ダイエット中である
- □ 爪の色が白っぽくて割れたり欠けたりする

## 顔の血色が悪くなりカラダにもダメージが大きい

鉄分はカラダに吸収しづらい栄養素。さらに女性は生理の影響もあり、貧血になりやすい。鉄は血液を構成する成分のひとつで、赤血球の中のヘモグロビンを作ります。鉄分が減ると血色素であるヘモグロビンも減り、血色が悪く肌がくすみます。また、酸素を体内にうまく運べず、酸欠やエネルギー不足、めまいや疲労感が出るなどさまざまな不調の引き金になります。

鉄分は、鉄分の吸収を助ける果物や緑黄色野菜に多く含まれるビタミンCやクエン酸とともに食材から摂りましょう。また、併せて赤血球を作るビタミン$B_6$、$B_{12}$、葉酸を多く含む大豆、海藻類、赤身の肉や魚も必要です。代謝に必要な栄養素ももれなく摂取しましょう。慢性的な貧血の場合は、胃腸の消化吸収力が弱いことが問題。サプリや鉄剤ではカラダに負担が大きく、吸収できないと腸内環境が悪化します。

たるまない　やつれない　疲れない　くすまない

# ミネラルこそサプリではなく食べ物から摂る



【レッスンポイント】

◉そもそもミネラルが足りていないことを自覚する。

◉「マゴワヤサシイ」の食材でミネラルをしっかり補給する。

◉ＰＦＣはミネラルがないとエネルギーを作れず、肌の新陳代謝が遅れる。

\ ミネラルの宝庫 /

# マゴワヤサシイのおさらい

マ 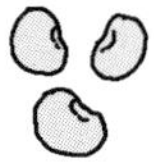 **豆** 積極的に摂りたいのは大豆類。枝豆、納豆や豆腐の加工食品でもよく、マグネシウムが豊富。さやいんげん、ひよこ豆やいんげん豆なども。缶詰もOK。

ゴ 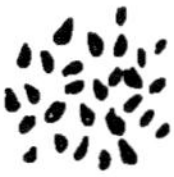 **ごま**（種子類） ごま、アーモンドなど。ごまはすって酢の物、炒め物、おみそ汁に入れる。アーモンドはおやつや、砕いてサラダのトッピングに。すべてのミネラルが含まれている優秀食材。

ワ  **わかめ**（海藻類） わかめや昆布、のりなど。みそ汁やスープのトッピングとして。一度に多くを摂れないのでこまめに摂るように。ただし実はひじきの鉄分はあまり多くない。

ヤ 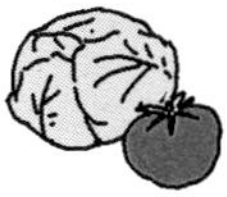 **野菜**（緑黄色野菜） 根菜を含む野菜類全般。いろいろな種類の野菜を食べることを心がけましょう。

サ 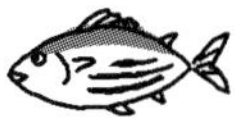 **魚**（魚介類） かつおやまぐろなどの赤身の魚、あさりやしじみなどに多く含まれます。

シ 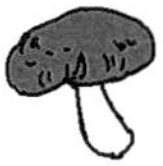 **しいたけ**（きのこ類） しいたけ、しめじ、なめこなど。ミネラルだけでなく、栄養価が高いので、積極的に食べることをおすすめします。

イ 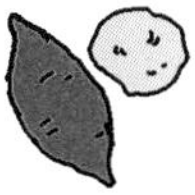 **いも** 里いも、じゃがいも、さつまいもなど。糖質は多く含まれるけど、ゆっくり消化するのに時間がかかるので、消化吸収力が低い人はぜひ食べてほしい。

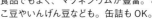

## 栄養素は単体でなくチームで働く。ＰＦＣにはミネラルが必須

糖質もたんぱく質も脂質もバランスよく摂るというごく基本的な考え方に立ち戻るのが、老けない食べ方の正解です。そして、三大栄養素であるＰＦＣを最大限に生かすのがミネラルなので、積極的に摂りましょう。

特に大事なミネラルはマグネシウム、亜鉛、鉄ですが、そもそもカラダへ吸収されにくい。まずは吸収をよくすることが最優先です。そのためにはサプリではなく、食物から摂るようにしましょう。ちなみにたんぱく質を合成するには亜鉛とマグネシウムが、エネルギー産生にはマグネシウムと鉄が不可欠です。たんぱく質不足だと細胞の新陳代謝が遅れてお肌に悪影響。エネルギー不足だと疲れやすい。どちらが不足してもくすんだ老け顔になります。ミネラルを上手に摂るには、１日の食事を「マゴワヤサシイ」（上記参考）を中心にすることです。

# 熱を回せないのは冷え性のせい

【レッスンポイント】

◉十分なエネルギーとそれを処理するだけのビタミン、ミネラルが必要。

◉カロリーを手っ取り早く甘いもので摂っていると、吸収は早いけれど、エネルギーが持続しない。

◉熱を生み出すミトコンドリアを活性化させる香辛料も有効。

## ミトコンドリアって何？

**Q1……どこにいるの?**
A 細胞の中。特に筋肉に多い

**Q2……どんな役割があるの?**
A 食事から取り込んだ栄養と酸素を使って熱を作り出す

**Q3……ミトコンドリアはなぜ減るの?**
A 加齢と筋肉不足が原因

**Q4……活性化するためにはどうしたらいい?**
A 運動をする、ビタミン B 群とミネラルを摂る

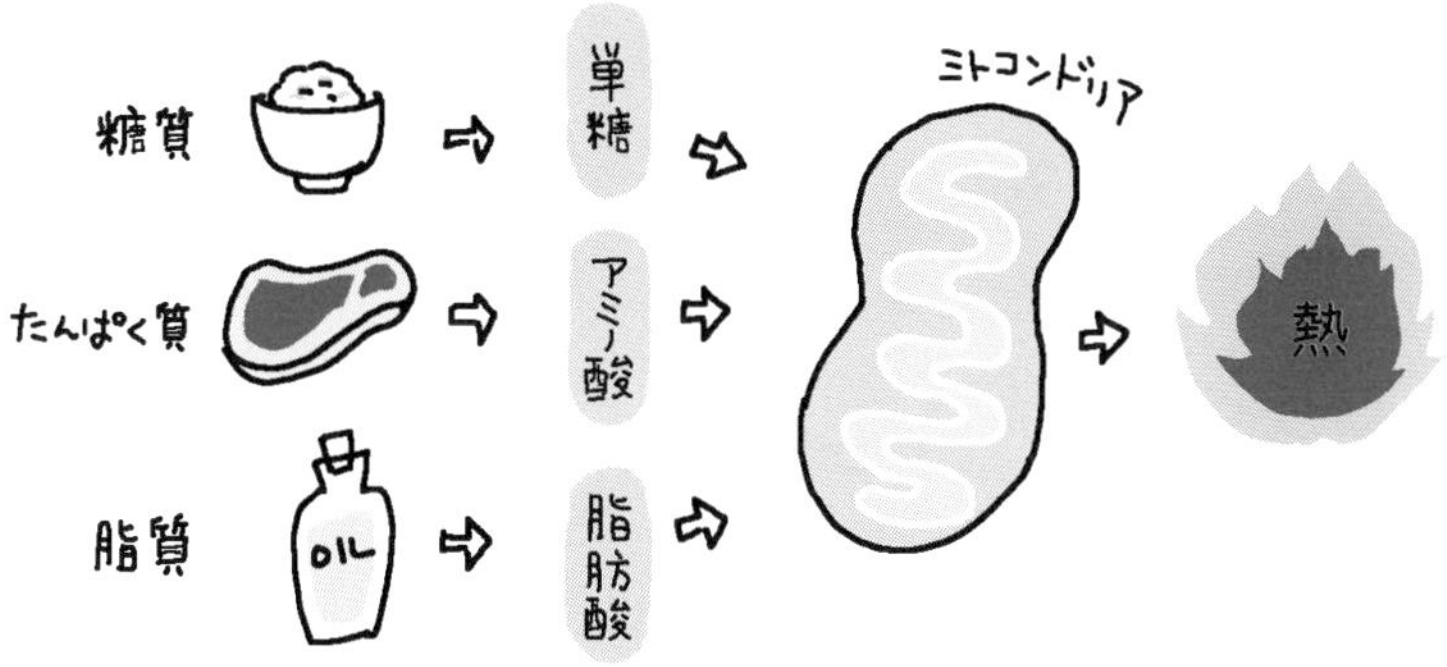


### 熱を作る焼却炉・ミトコンドリアを活性化させて冷えを解消

冷え性だと、手足が冷たいだけでなく、顔色が悪くてくすむ、肌が硬くてごわごわした感じになります。冷え対策としては、服装の工夫、湯舟につかるなどいろいろな方法がありますが、確実なのは食事です。そもそも冷えの原因は、体内で熱を作れないこと。熱は食べることで作られるので、何をどう食べるのかを考えたほうが冷え性の解決の近道になります。

熱を作る仕組みを簡単に言うと、糖質やたんぱく質、脂質などのエネルギー源が、細胞の中にあるミトコンドリアに入って熱を作ります。その際に必要なのがビタミンB群とミネラル。

まずはエネルギー源確保のために、いもやご飯などゆっくり吸収してエネルギーになるものを選びましょう。これに加えて、ミトコンドリアを活性化させるきっかけになる香辛料やしょうがなども有効です。

たるまない　やつれない　**疲れない**　**くすまない**

# くすみの大敵「コゲ」は糖代謝不良

【レッスンポイント】

- 糖質の制限ではなく、処理できるカラダにすれば「コゲ」の原因AGEs《エイジス》の生成を抑えられる。
- 揚げ物や加工食品、ホットケーキなどの焼き菓子にはAGEsが多いので注意。
- 糖質の代謝不良の改善には、赤身肉やかつおなどの魚からビタミンB群やミネラルを摂取するのが効果的。

## 糖化のメカニズム

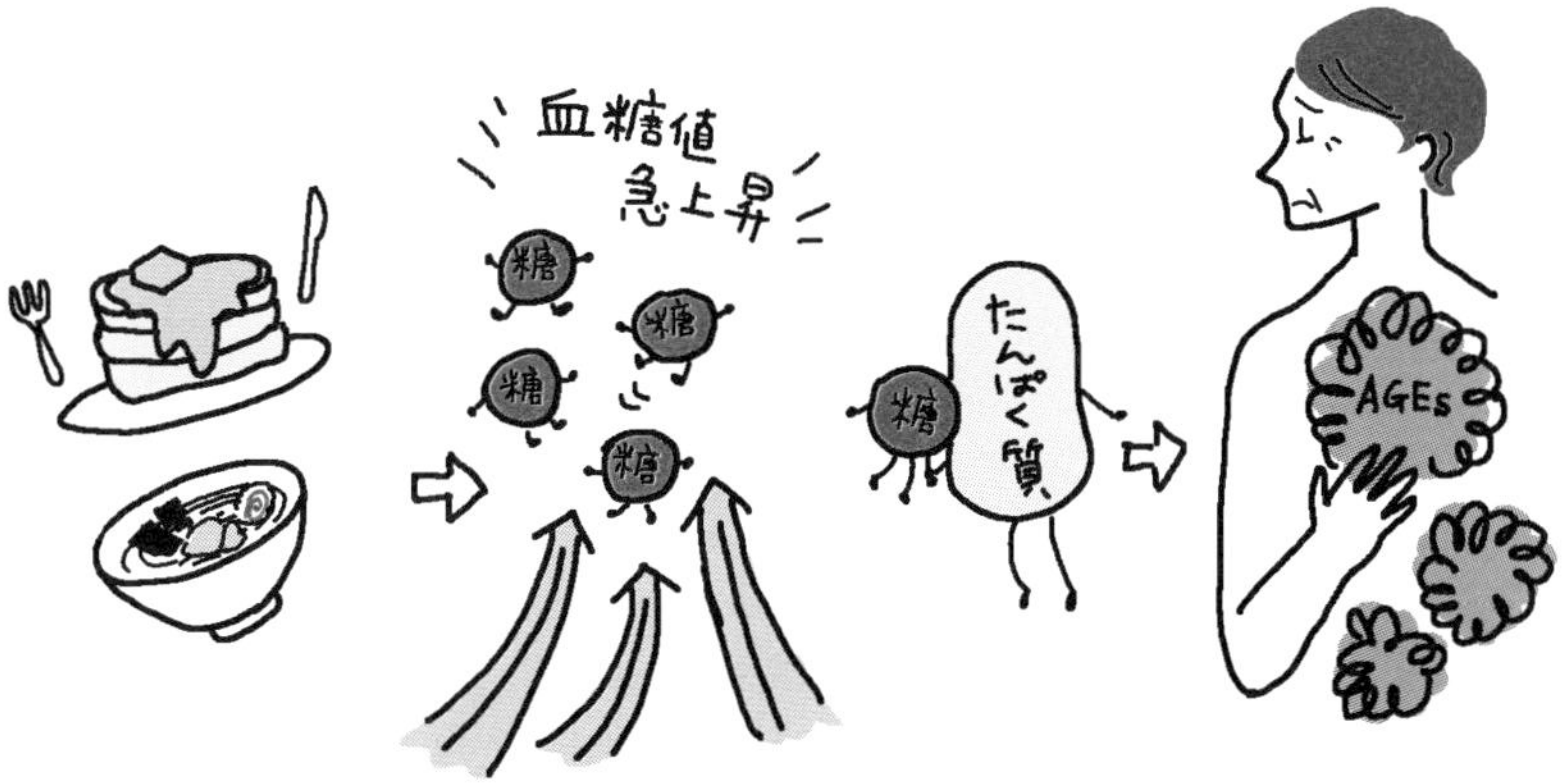


❶ 食べる
❷ 血糖値が急上昇し、血液中に糖質が増える
❸ 処理できず、余りもの同士の糖とたんぱく質がくっつく
❹ 終末糖化産物（AGEs）が体内に作られる
❺ 肌・骨・血管・臓器などを老化させる

## 糖質を摂らない、減らすことより体内で糖化を起こさないことが大事

肌のくすみは紫外線や喫煙だけでなく、糖質とたんぱく質の摂り方にも原因があります。体内で余った糖質とたんぱく質同士がくっつき、AGEs（終末糖化産物）を作ってカラダの中に「コゲ」を発生させ肌をくすませます。これは血糖値が上がった状態が長時間続いたときに起こり、糖を代謝できないことが問題です。

対策としては、糖質を避けるのではなく、代謝不良を見直す食べ方を知ること。糖質を処理できない人は、瞬間的にエネルギーを作って血糖値を上げる甘いものに走りがちですが、エネルギーが持続しません。AGEsが多い揚げ物や加工食品やホットケーキ、併せて甘いものは避けましょう。糖質を効率よく使えるようにサポートしてくれるレバーや赤身肉、まぐろ、かつおなどの魚からビタミンB群やミネラルをしっかり摂ることが絶対条件になります。

# コゲないためには穀物を減らすより甘いもの断ち

【レッスンポイント】

◉糖質で最も避けたいのは、精製された砂糖や果糖ブドウ糖液糖。

◉糖質はいもやご飯、雑穀などの穀物類を選ぶようにする。

◉糖質を摂っても「コゲない」カラダは、糖質を処理できる力がある。

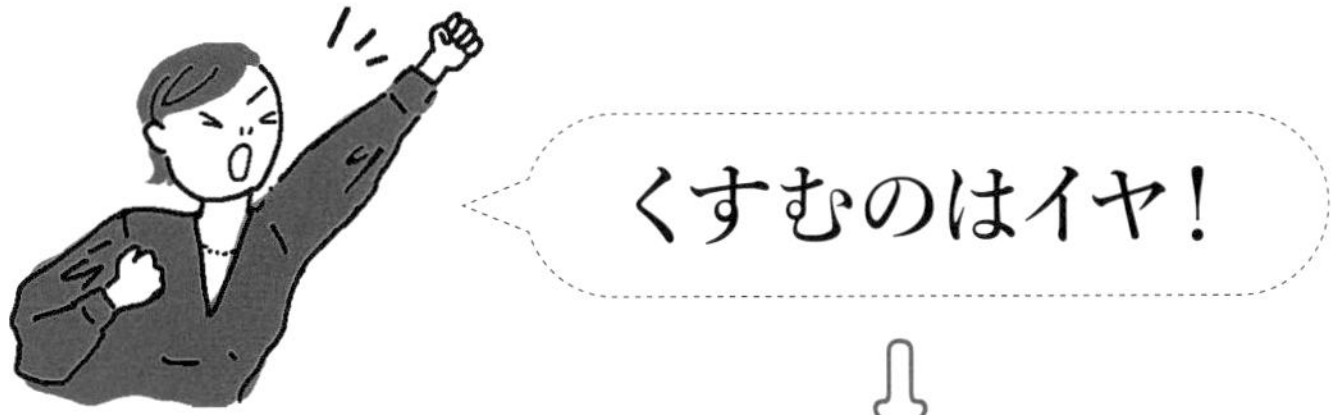


↓

糖質制限ではなく、糖質を処理できるカラダにする

↓

糖質の選び方が重要

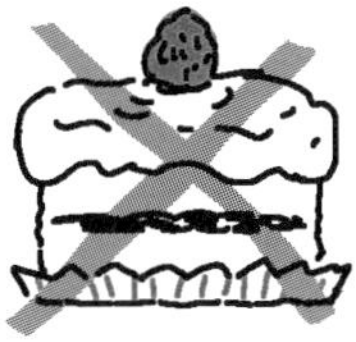

**× 甘いものを食べる**

すぐにエネルギーになって血糖値を爆上げ！　血中に糖が増えてAGEsを作りやすい。甘いものがどうしても食べたければ果物をチョイスして。
NG例）ケーキやクッキー、ジュースなど

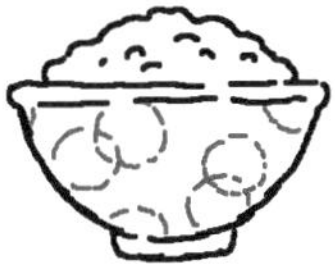

**○穀物をしっかり食べる**

消化に時間がかかり血糖値の上昇が緩やかないもやご飯、雑穀などの穀物からエネルギーを得るようにする。

## 糖化を避けるために「糖質制限」では対策にならない

「糖質を摂ると太る、お肌をくすませる」と糖質を避けている人が多いのではないでしょうか。糖質を摂るか摂らないかではなく、摂ってもエネルギーに換えられるカラダになることが大事。これができなければ、疲れる・くすむ・たるむなど、どんどん老けが加速します。

糖質をエネルギー源に変換する摂り方のポイントは、穀物を積極的に食べること。消化吸収に時間がかかるので胃腸への負担が少なく、血糖値が安定して、AGEsが生成されづらい。

糖質の制限のし過ぎはストレスになり、活性酸素を増やして老け要素が増えることに。しかも消化力が低い人は、すぐにエネルギーになるお菓子などに手が伸びてしまいがち。すると血糖値が急激に上がって糖を処理できず、AGEsを生成することに。精製された砂糖、果糖ブドウ糖液糖を含むジュースなどは極力避けて。

たるまない　やつれない　疲れない　くすまない

# 「酸化＝サビる」は老化してたんぱく質を壊す

【レッスンポイント】

- 酸化とは活性酸素によって細胞にダメージを受けること。肌のターンオーバーも遅らせる。
- ビタミンCとEで活性酸素を無毒化させる。
- 抗酸化成分の多い食材でたんぱく質の合成を促す。

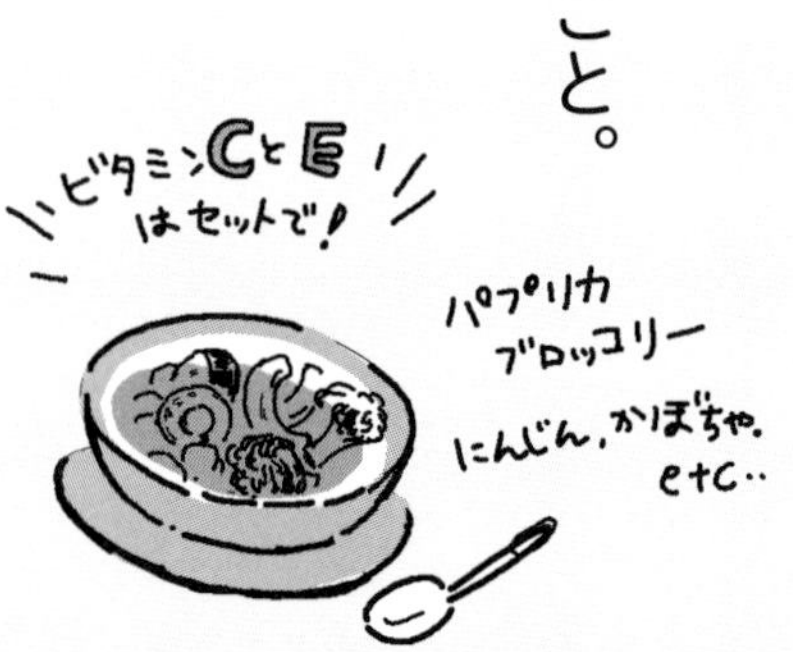
ビタミンCとE
はセットで!
パプリカ
ブロッコリー
にんじん、かぼちゃ、
etc..

## 抗酸化のための合わせ技

### ビタミンCとEはセットで

**ビタミンC（水溶性）**

キウイ、オレンジ、パプリカ、ブロッコリー

＋

**ビタミンE（脂溶性）**

アボカド、アーモンド、緑黄色野菜、鮭、たらこ、うなぎ

### 抗酸化物質の多い食べ物

**ファイトケミカル**

色の濃い緑黄色野菜、果物
赤ワイン、ブルーベリー、トマト

## 細胞にダメージを与える酸化を最小限にする食べ方

　酸化とは加齢や紫外線、ストレス、お酒、喫煙などさまざまな原因が重なることでカラダの中がサビること。酸化は細胞にダメージを与えるため、肌の新陳代謝を遅らせます。さらに血管が硬くなる、コラーゲンの弾力がなくなるため、たるむ、しわができるなどお肌への影響がダイレクトに出てしまいます。

　酸化を抑えるには、何を食べるのかがとても重要。細胞の材料となるたんぱく質の合成を助け、活性酸素と結びついて不活性化・無毒化してくれるビタミンCと、傷ついた細胞を修復するビタミンEはセットで摂ることがおすすめです。またビタミンCは体内には2時間程度しかとどまれないので、こまめに摂取することが大切。しかも水溶性で水に流れやすいので、スープの具にするのが最適です。また酸化を防ぐ抗酸化物質も積極的に摂るようにしましょう。

# 油選びはオメガ6と飽和脂肪酸を避ける

【レッスンポイント】

◉細胞膜やホルモンの材料になる油は肌にうるおいを与えてくれる。

◉酸化しづらく、炎症を起こしにくいオメガ9を選ぶ。

◉たんぱく質の脂（飽和脂肪酸）もできるだけ良質なものを摂る。

◉お菓子や菓子パン、加工食品などを控えて、体内で炎症を起こさないようにする。

## 油と上手に付き合うには…

### オメガ9系
（オレイン酸）
オリーブオイル、
アボカドオイルなど。
酸化しづらい

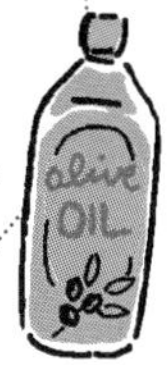


### オメガ6系
（リノール酸）
サラダ油、ごま油など。
炎症の原因になる

### オメガ3系
（EPA、DHA、α-リノレン酸）
青魚、亜麻仁油、
えごま油など。
1 週間に2回程度

### 飽和脂肪酸
肉類、脂身、
バターなどの乳製品。
たんぱく質の摂取で
過剰になりがち

## よい油はカラダにうるおいを
## 悪い油は炎症で細胞を傷つける

脂質の含有量が多い油は、中性脂肪になるのが怖くてつい避けてしまいます。しかし脂質は悪ではありません。むしろ、ホルモンの材料になり細胞にうるおいを与えてくれるため、ハリとくすみのない肌のためにはなくてはならない存在です。ただし摂り過ぎや摂るものの種類によって糖代謝の邪魔をしてしまうことがあるので、必要な良質の油を選んで摂ることを心がけたいものです。

調理油なら酸化しづらいオメガ９系のオリーブオイルを使うようにしましょう。オメガ３系は大事な油ですが、青魚などを週に２回程度食べていれば十分です。

反対に避けたほうがいいのは、細胞を傷つける炎症の原因になりやすく酸化しやすいオメガ６系のサラダ油。お菓子、パン、加工食品には多く含まれているので注意しましょう。

Column 1

# 油の消化吸収のカギを握る胆汁酸。サイクルを早めると腸内環境も整う

## 胆汁酸を二次利用するサイクル

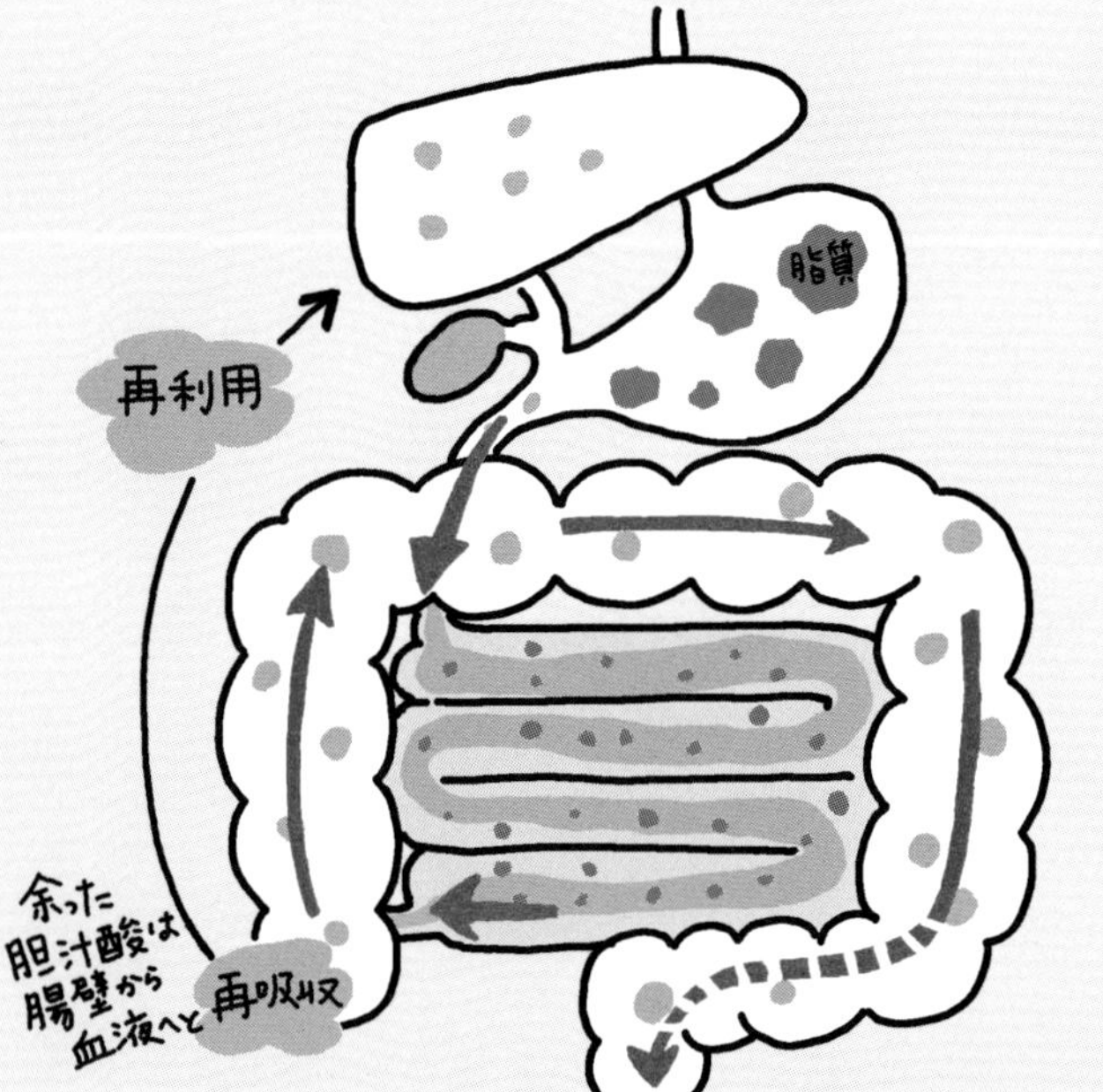
脂質
再利用
余った胆汁酸は腸壁から血液へと
再吸収
古い胆汁酸は排出されずに再吸収→再利用される

胆汁は肝臓で作られて胆嚢に蓄えられ、食事をすると消化をサポートするために分泌される消化液のことで、主成分は胆汁酸。小腸で脂質を乳化して吸収した後は、腸壁から再吸収されて血液で全身に運ばれ、肝臓で再利用されますが、二次利用の場合は胆汁酸のパワーはダウン。理想は古い胆汁酸は便とともに排出され、新しい胆汁酸を作れる状態です。

## 胃もたれや体脂肪がつきやすい人は古い胆汁酸をリサイクルしている!?

現代人にとって、代謝がよい状態とは、エネルギーをどんどん消費する燃費の悪い状態をさします。つまり、食べた栄養素を無駄なく使い、古いものを捨てて新しいものを作る新陳代謝を回し続けるのが理想なのです。

そこで注目したいのが「胆汁酸」です。年齢とともに脂っこいものが苦手になる人がいますが、これは胆汁の分泌が少なくなっているのがひとつの原因。胆汁酸は胆汁の主成分で、肝臓で作られて胆嚢《たんのう》に蓄えられ、十二指腸で脂質と混ざり乳化します。脂質は水と混ざらないので、乳化することで初めて消化吸収ができるのです。

胆汁酸の仕事はこれだけでなく、小腸で吸収されたのちに血液にのって全身を巡り、脂肪細胞を刺激して燃えやすくする代謝アップの働きがあります。

ほとんどの胆汁酸は小腸で再吸収されますが、わずかに余った胆汁酸は大腸で便と混ざり排出されます。しかし、ここで腸内の悪玉菌により便秘があると、胆汁酸は大腸がんの原因ともなる発がん性の物質である二次胆汁酸となり、それが大腸で再吸収されてしまうと、むしろ代謝には悪影響を及ぼしてしまうのです。

ここで大事なのは、便秘を改善してなるべく二次胆汁酸を滞留させずにすぐに排出させること。もうひとつは、排出した分の胆汁酸を新たにしっかり作らせることです。

便秘についてはＣｈａｐｔｅｒ２で解説しているので、参考にしてください。胆汁酸については、杜仲茶のアスペルロシドという成分が胆汁酸の分泌を増やし、代謝のアップを助けることが分かっています。

Chapter 05

# 老けない食べ方

## 生活習慣／実践編



これまでの章で、食べ方についてのさまざまな知識をお伝えしてきました。この章では実践的な内容をご紹介します。食事は、PFC のバランスを意識しつつビタミンとミネラルを忘れない簡単なメニューを参考に、バランスを覚えれば完璧！後半は食事にプラスして、活動量を増やしつつ、気になる部位を引き締めるエクササイズ5つを厳選しました。ぜひ生活に取り入れてください。

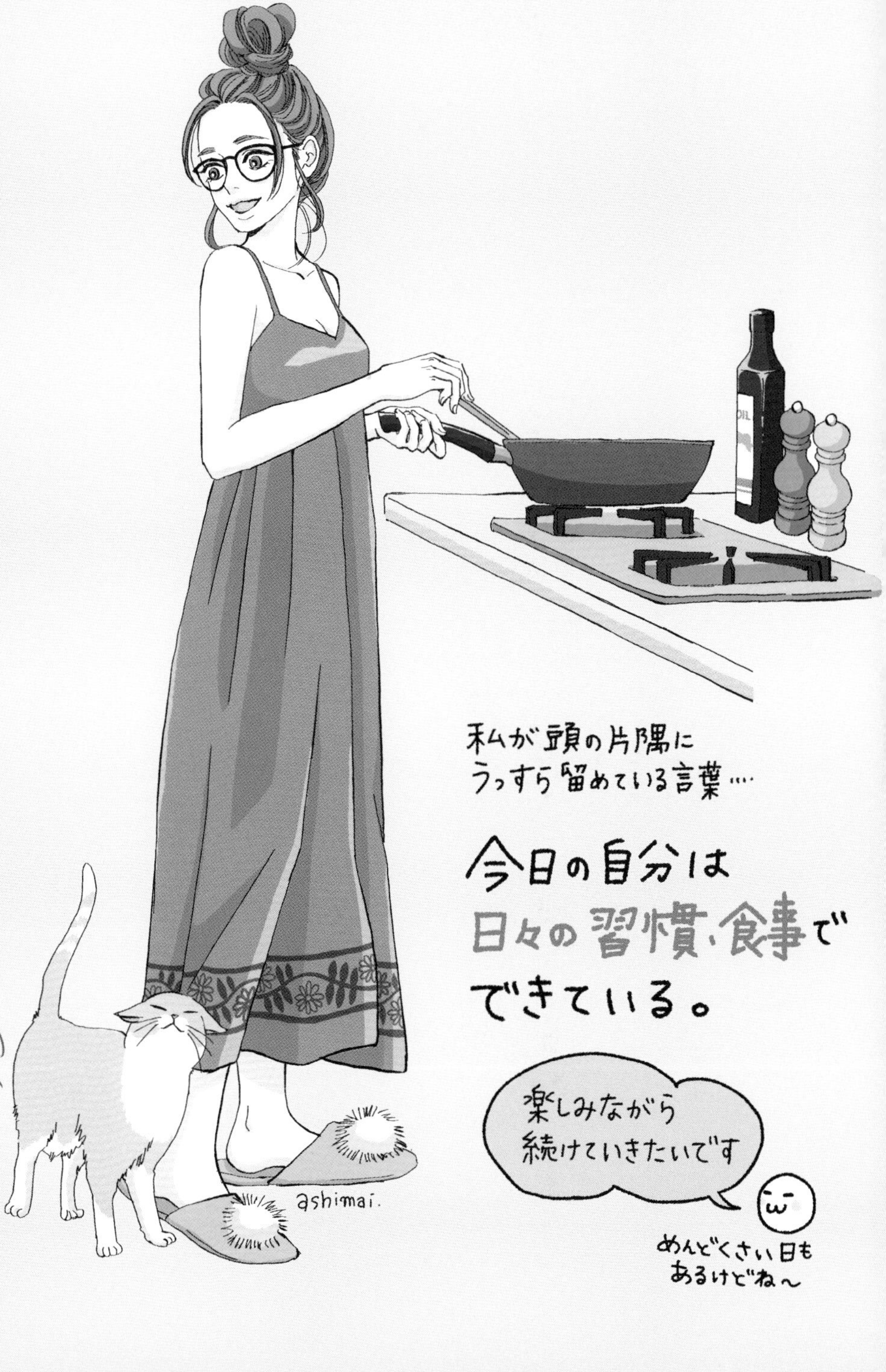
私が頭の片隅に
うっすら留めている言葉…
今日の自分は
日々の習慣、食事で
できている。
楽しみながら
続けていきたいです
めんどくさい日も
あるけどね～
ashimai.

朝昼夜
マネするだけ

# 老けない PFCバランスごはん サンプル集

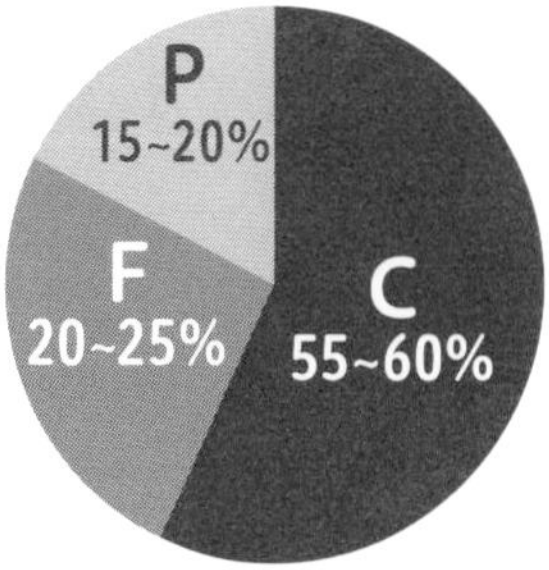


理想の
PFC バランス

P：たんぱく質
F：脂質
C：炭水化物



## PFC＋ビタミン、ミネラルのワンチームで老けない食べ方が叶う

　ここでもう一度おさらいを。老けないための食事は、やせる食事＝量を減らす食事とは違います。食事制限で若い頃は減量できたかもしれませんが、年齢を重ねるごとに、体重が減ってもきれいに素敵に見えなくなってくる。これから先、目指すはきれいで老けない人なのです。

　老けない食べ方にシフトチェンジするには、エネルギーを回せるカラダにすることです。おいしいものを食べながら、消化吸収してエネルギーを作り、それをちゃんと使えるカラダにすることが大切なのです。とはいえ、決して難しい食べ方ではありません。むしろものすごくシンプルです。まずは消化吸収力を上げる、そして代謝力を上げること。そのためには炭水化物やたんぱく質、脂質の三大栄養素をバランスよく摂り、ビタミンやミネラルを忘れないこと。このポイントを押さえた、毎日のメニューに役に立つバランスのいい食事例をご紹介します。

# 老けない食べ方 ポイントをおさらい

## 1 朝昼夜の割合は3：4：3

食事の量のコントロールは、血糖値と食欲のコントロールとイコール。食事を抜いて、1食だけドカッと食べるのは血糖値の乱高下を起こし、食事以外のタイミングで空腹に。活動時間の昼は少し多めに、朝夜は同量程度を目指して。

## 2 PFCの3エースはバランスが命

炭水化物は食事の全体量の55〜60％、たんぱく質は15〜20％、脂質は20〜25％を目安に。たんぱく質を重視すると脂質も増えがちなのでご注意を。ご飯なら毎食140gくらいは食べて消化吸収、代謝できるカラダを目指したい。

## 3 ビタミン、ミネラルは強力なサポート役

炭水化物やたんぱく質、脂質をバランスよく摂っていても、代謝を助けてくれるビタミンやミネラルを摂らないと、せっかく摂った栄養を生かせません。栄養はチームワークで働くので、ビタミン、ミネラルも意識して摂りましょう。

# 最強の和ごはん

◆ Menu ◆

## 納豆しらすご飯＋のり
## 豆腐とわかめのみそ汁
## 乾物セット

（のり、かつお節、ごま、桜えび、青のりなど）

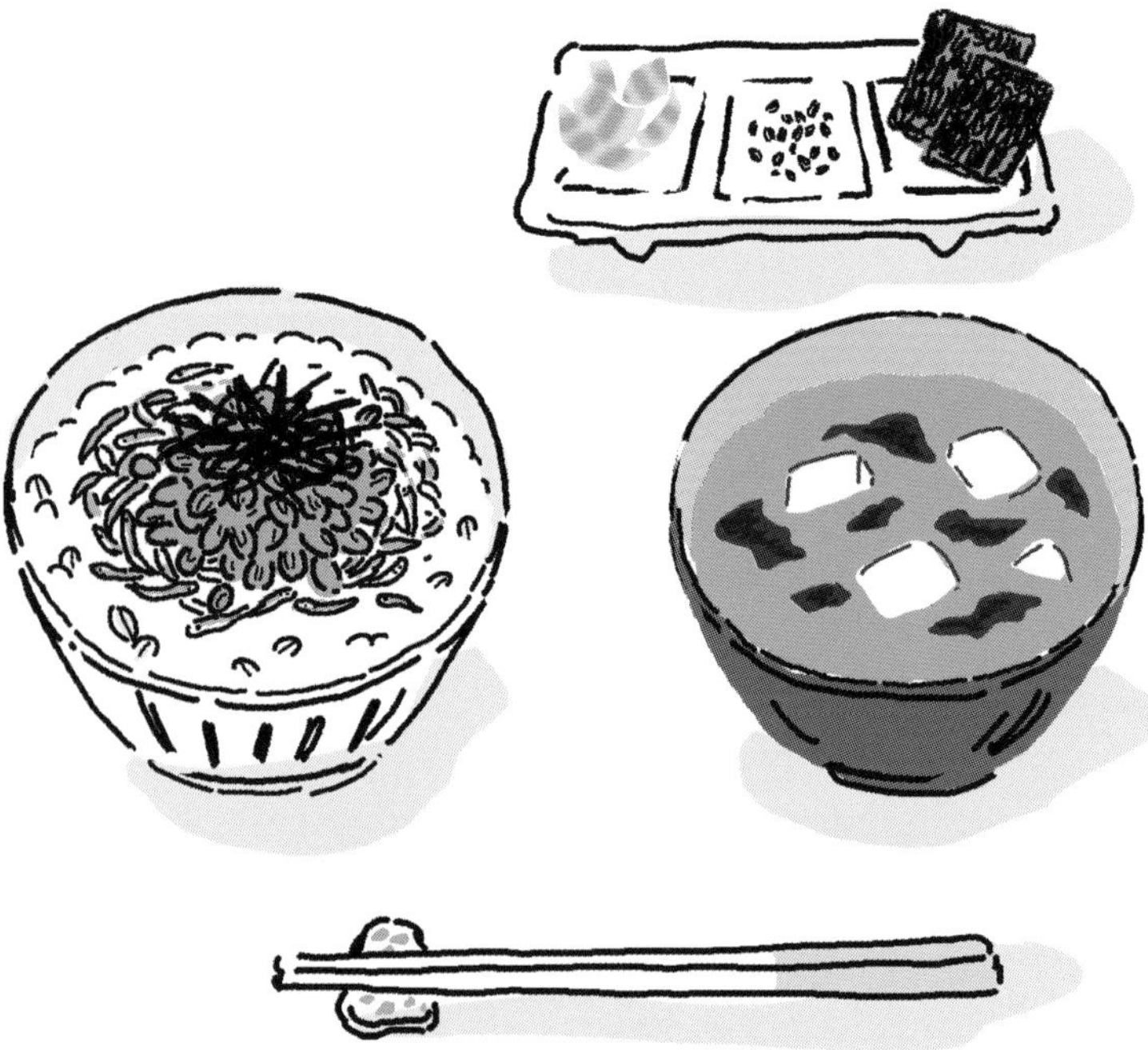

## ご飯とみそ汁に
## 摂りたい栄養素をプラス

朝食を食べるか食べないかで１日の血糖値が左右されます。基本はご飯とみそ汁のセット。ここにどれだけたんぱく質やビタミン、ミネラルなどを加えられるかがポイントとなります。たんぱく質は納豆、しらす、豆腐でしっかりと、ビタミンとミネラルは乾物セットでプラスオンして。

# のっけパンの洋メニュー

◆ Menu ◆

## ツナのっけトースト
## ベビーリーフとミニトマトのサラダ
## ゆで卵
## ギリシャヨーグルト（キウイをトッピング）

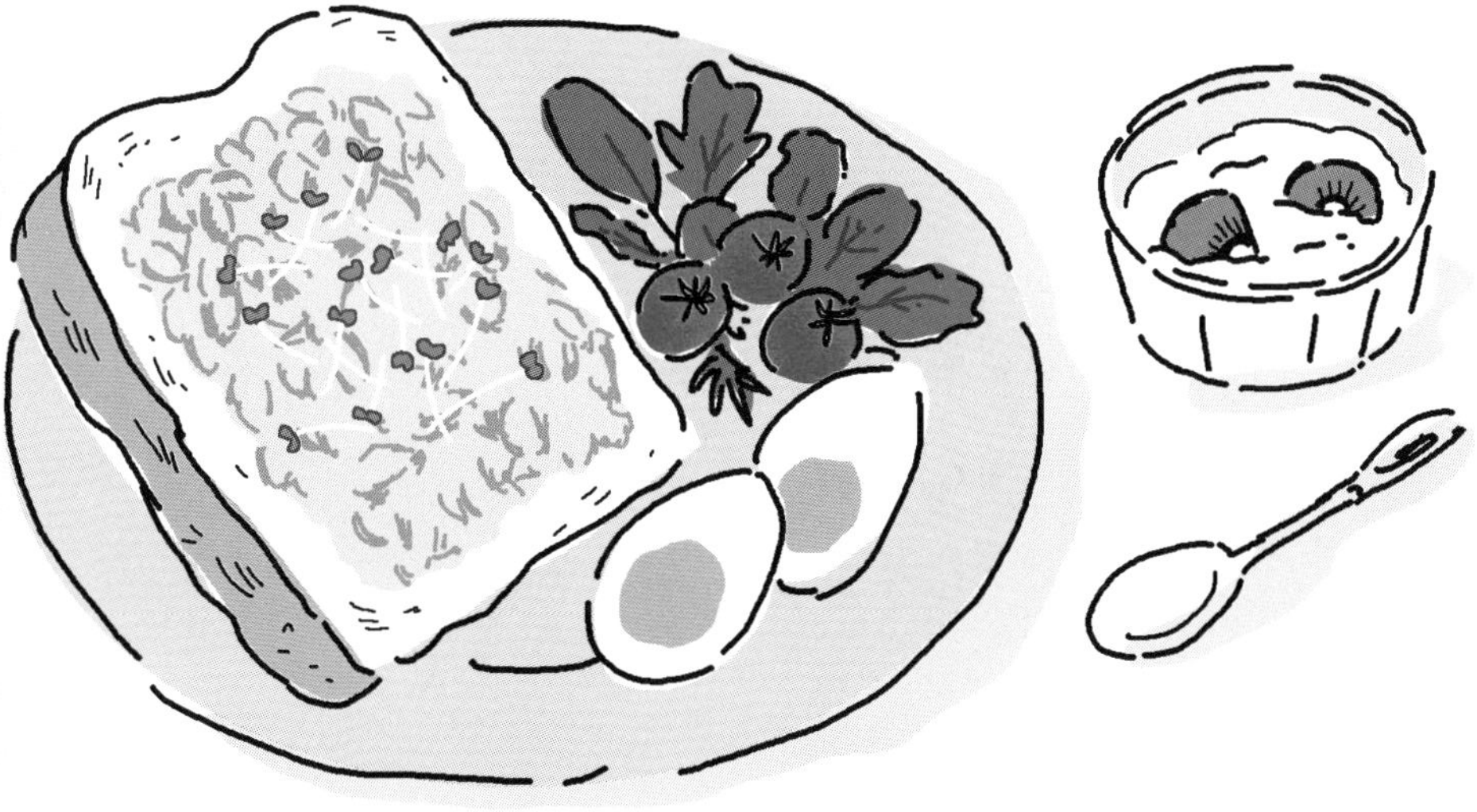

## 脂質の低いパンを選んで
## 栄養価の高い食材をトッピング

パンはそれだけで満足感があり、惣菜をおろそかにしがちで、特にたんぱく質が不足しやすいので注意。脂質少なめの食パン、フランスパン、ベーグルを選び、いろいろトッピングがおすすめです。ブロッコリースプラウトやベビーリーフなど、栄養豊富な野菜でビタミンを補いましょう。

# 時間がない日の クイックごはん

◆ Menu ◆

## おにぎり（ごまと鮭フレーク入り）
## 豆乳（プロテインドリンクでも可）

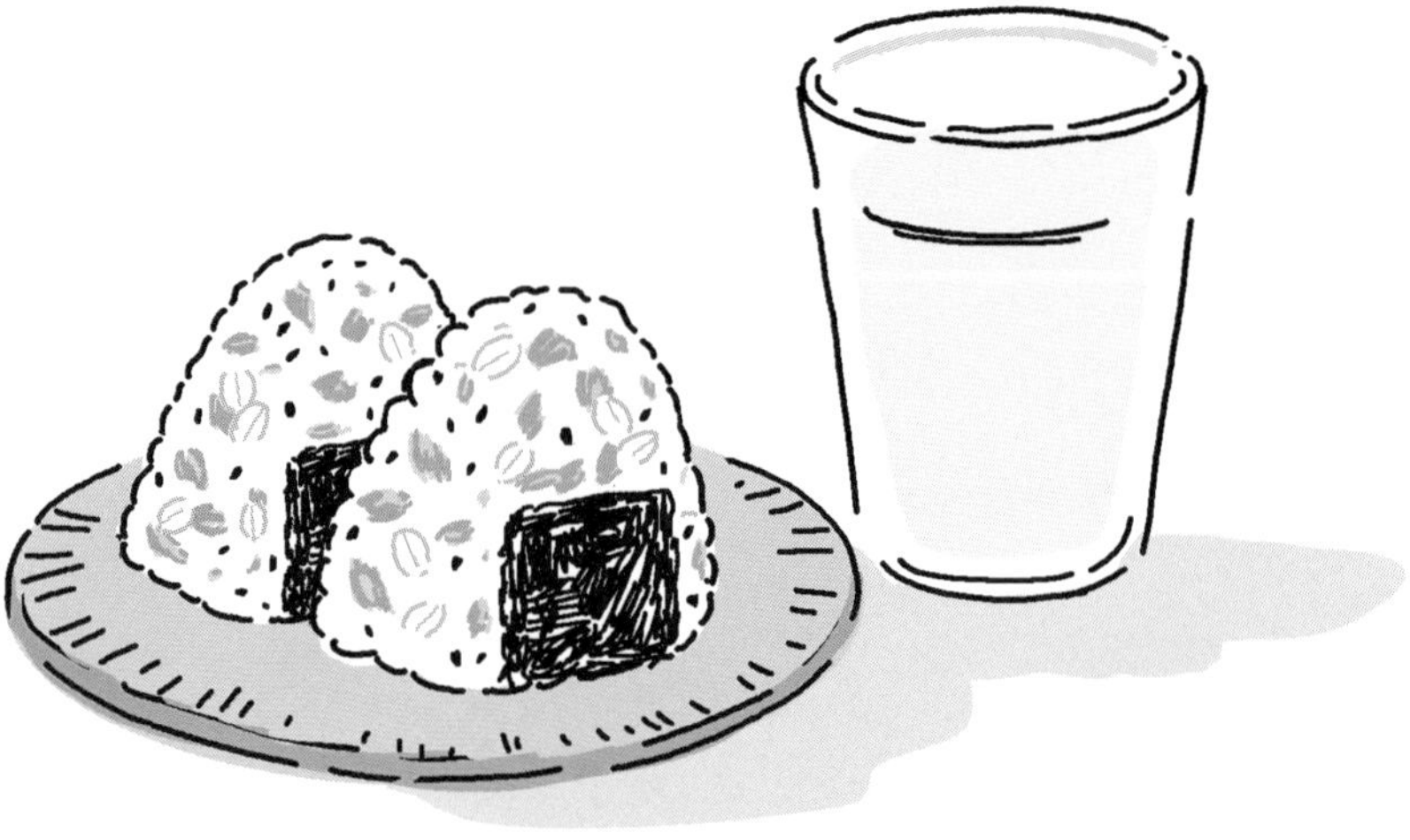



## 超特急の朝食はおにぎりに限る！ 具はたんぱく質を意識して

朝ごはんをちゃんと作る時間がない日におすすめは、おにぎり。たんぱく質不足にならないよう、おにぎりの具は鮭やツナが◎。野菜を摂る時間がなければ、おにぎりに必ずのりやごまを加えるように。さらに、豆乳でたんぱく質をチャージしましょう。前日に煮卵を用意しておくのも手。

# 週末ゆっくりの日のメニュー

◆ Menu ◆

オートミール（きなこ、はちみつ、豆乳）
サーモンサラダ
（サーモン、ベビーリーフ、玉ねぎ、オリーブオイルと塩）
目玉焼き　ハーブティー

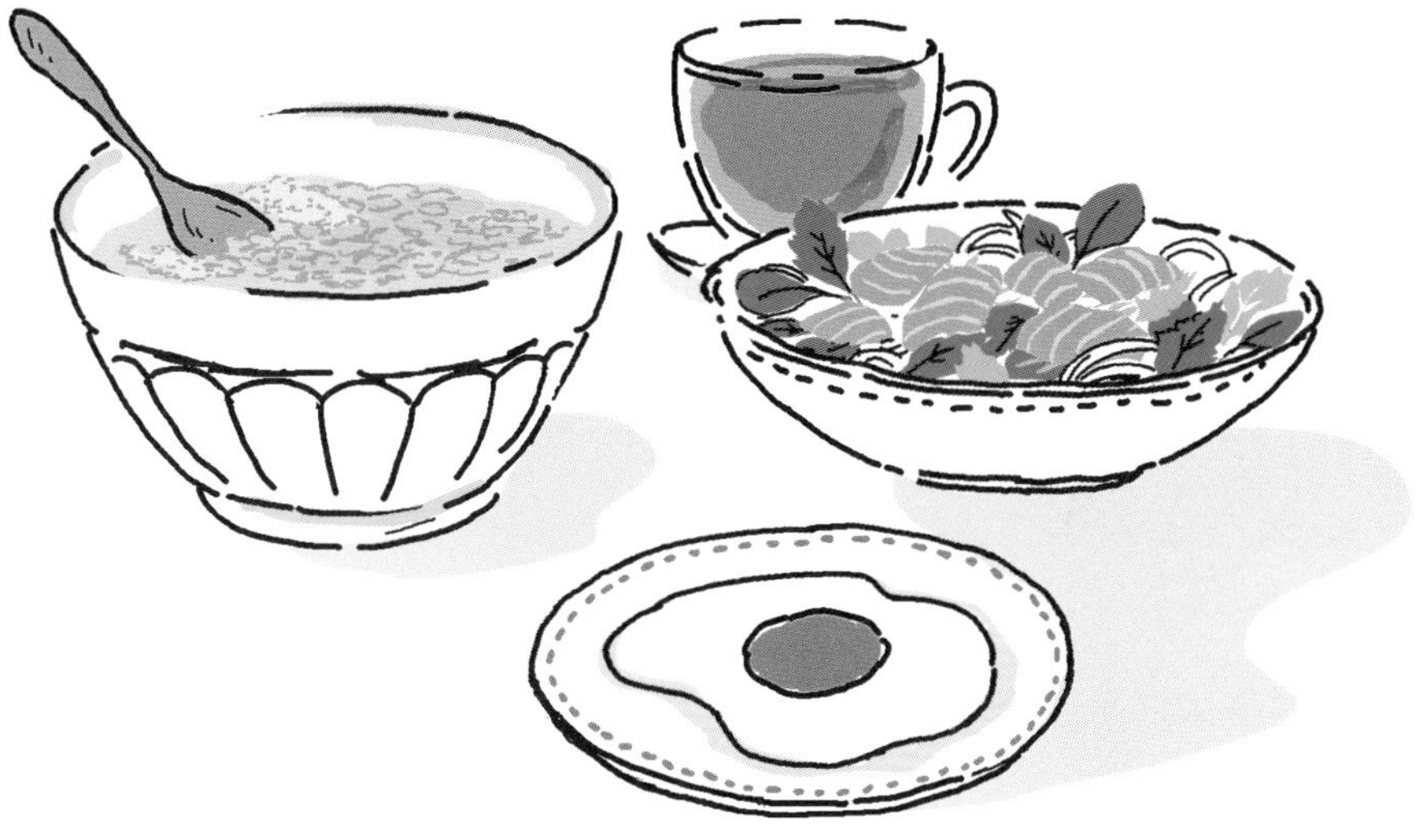

## 高栄養価のオートミールには
## たんぱく質の追加を忘れずに

オートミールは糖質、食物繊維、ビタミン、ミネラルと栄養価の高い食品です。でもこれだけで済ませずに、時間のある週末は少しおしゃれにサーモンサラダに目玉焼きを足して、不足しているたんぱく質を摂るようにしましょう。サラダでビタミン、卵で脂質とビタミンも補って。

# カラフル
# 肉チャーハンプレート

◆ Menu ◆

チャーハン
りんご

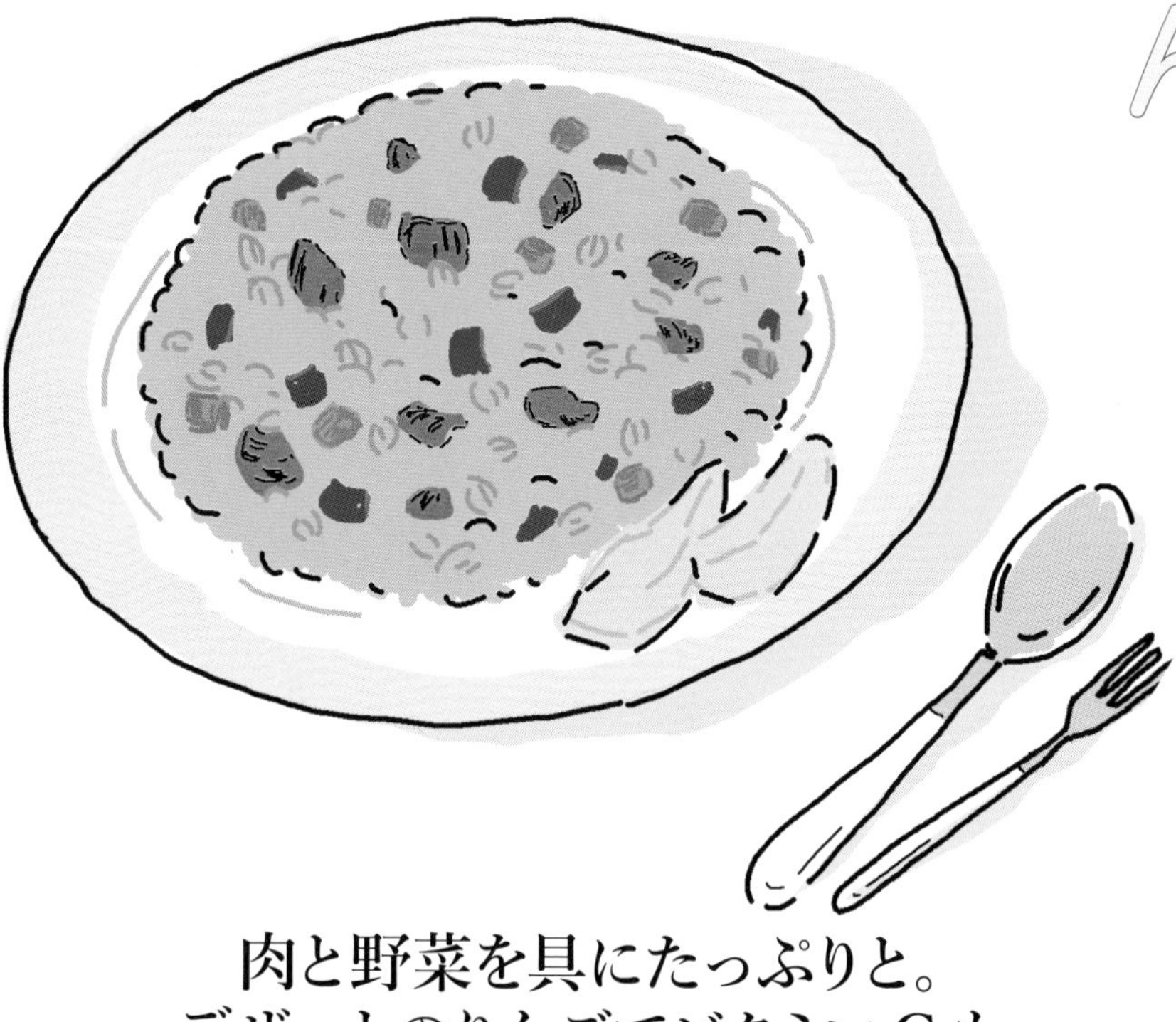

## 肉と野菜を具にたっぷりと。
## デザートのりんごでビタミンＣも

仕事や家事の合間に摂る昼ごはんはつい手を抜きがちですが、１品の中に必要な栄養素が入った食材を混ぜこぜにする料理にすれば、簡単に栄養が摂れます。ご飯はミネラルの豊富なもち麦を。肉＋卵でたんぱく質を、野菜と肉でビタミンを、ごまと青のりでミネラルを強化すれば黄金バランスになります。

## チャーハン

［材料］ 1人分

もち麦ご飯 …… 140g
豚もも肉 …… 80g
卵 …… 1個
ピーマン …… 1/2個
にんじん …… 1/4本
にんにく……1/2片
オリーブオイル …… 小さじ1/2
しょうゆ …… 小さじ2
かつお節 …… 適量
ごま …… 適量
青のり …… 適量
塩・こしょう ……好みで

［作り方］

1. 豚肉は食べやすい大きさに切る。ピーマン、にんじんは1㎝角に、にんにくはみじん切りにする。

2. フライパンにオリーブオイルをひいて弱火で熱し、にんにくを入れて香りが出るまで炒める。豚肉とにんじんを加えてふたをし、弱～中火で蒸し焼きに。

3. 豚肉の色が変わったら、ピーマンを入れてサッと炒める。

4. 具に火が通ったらもち麦ご飯を加えてほぐし、卵を割り入れて全体を混ぜる。

5. しょうゆで味を調え、かつお節、ごま、青のりを加えて混ぜる。塩味やスパイスが足りなければ、塩・こしょうで味を調えて完成。

＼ポイント＆アレンジ例／

ひと皿で三大栄養素とビタミン、ミネラルをカバーするオールインワン料理のチャーハンは、ご飯の量はやや多め。朝・夜のご飯を控えめにして調整を。

使う野菜は残りもので彩りのよさを意識しましょう。パプリカやにら、青菜、きのこなどがあれば◎。肉は塩麹や酒をあらかじめ揉み込んでおくとやわらかく仕上がります。

# 旬のお魚のっけるだけボウル

◆ Menu ◆

## お刺し身丼
## もずく酢
## あおさのりのみそ汁

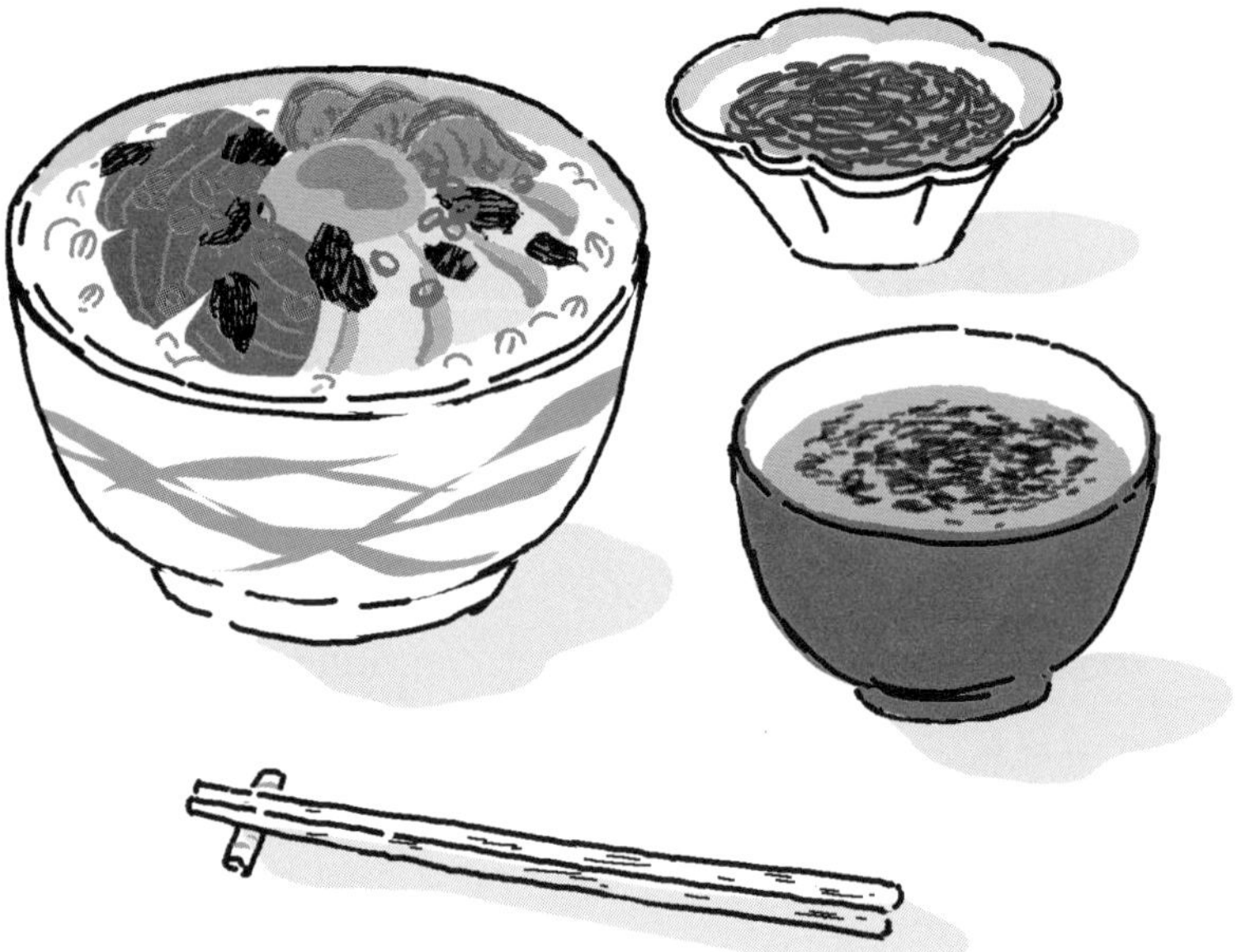



## ビタミン、ミネラル、良質な脂質が豊富な刺し身はいろいろな種類を食べて

刺し身にはたんぱく質だけでなく、ビタミンやミネラル、良質な不飽和脂肪酸の DHA や EPA が豊富。刺し身に生卵を添えればたんぱく質も◎。薬味としてねぎや青じそ、みょうがを足せばミネラルも充実します。さらに、もずく酢とのりのみそ汁を加えればミネラルも摂れる理想のメニューに！

Memo

# ミネラルバランスが整う おすすめトッピング食材5

ご飯やパン、サラダやみそ汁、スープなどにトッピングするのに便利なのがごま、のり、青のり、かつお節、桜えびです。手軽にビタミン、ミネラルを摂れるので、ぜひ常備しましょう。ごまやのりはマグネシウム、かつお節や桜えびからはたんぱく質が摂れます。

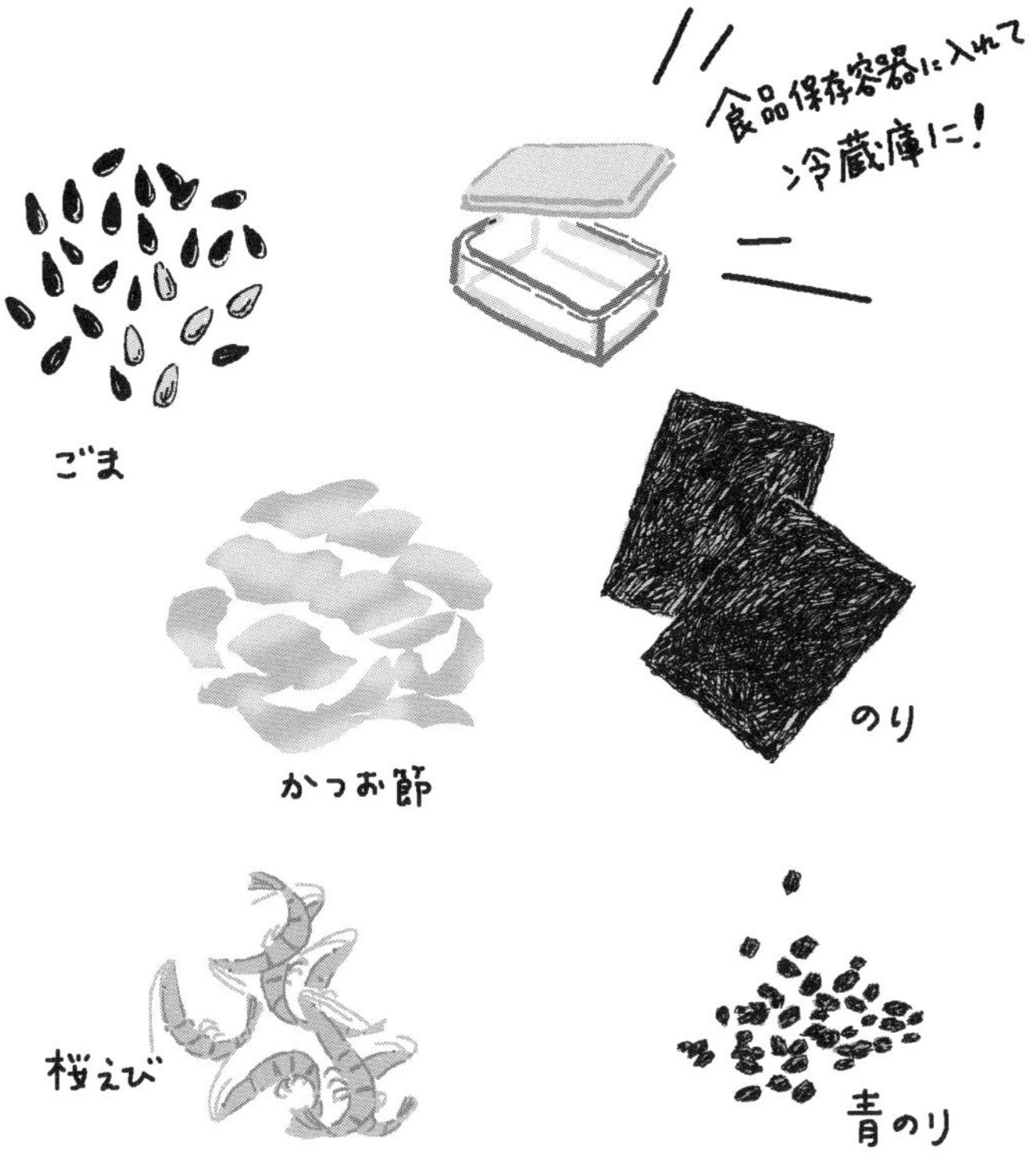
食品保存容器に入れて
冷蔵庫に!
ごま
のり
かつお節
桜えび
青のり

# 定番！ 手づくり弁当

◆ Menu ◆

もち麦ご飯
ぶりの照り焼き
卵焼き
ブロッコリー
トマト

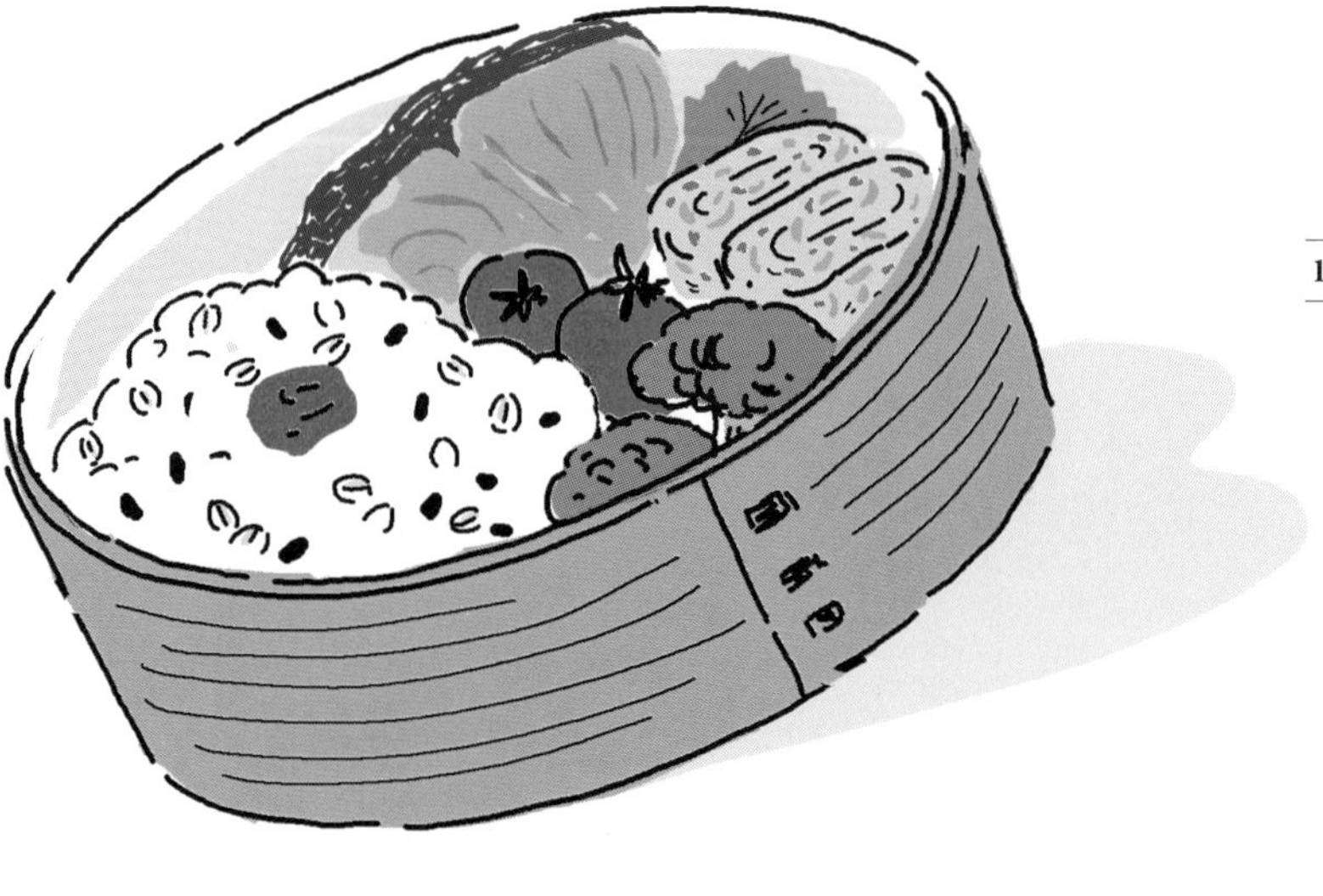



## ご飯と魚、卵に野菜の簡単メニューで
## 理想の PFC バランスに

主食のご飯、主菜のぶりの照り焼きと卵焼き、副菜のブロッコリーとトマトで和定食の PFC の理想バランスに近づけます。ご飯にはごまや塩昆布をかけたり、梅干しをのせたりしても。卵焼きには桜えびと青のりを入れることで、ミネラルもしっかり摂取できます。

## ぶりの照り焼き

［材料］ 作りやすい分量

ぶり …… 2切れ
オリーブオイル …… 小さじ1
A しょうゆ …… 大さじ1
　みりん …… 大さじ1
　酒 …… 大さじ1
　砂糖 …… 小さじ1

＼ポイント＆アレンジ例／

ぶりは照り焼き以外にも、塩焼きにするだけでもOKです。鮭で代用して作ってもおいしい。魚は2切れで売っている場合が多いので、お弁当に入れなかったもう1切れは夕食に。

［作り方］

1. ぶりはサッと水洗いして、水気を拭き取る。臭みがある場合は、塩(分量外)を全体になじませてサッと水で流してキッチンペーパーで拭き取る。

2. フライパンにオリーブオイルをひいて熱し、ぶりを中火で両面2分ずつくらい焼く。

3. ぶりに火が通ったら、Aを入れて、フライパンを傾けながらスプーンでタレをかける。タレがトロッとするまで加熱したら完成。

※お弁当に入れるぶりは1切れ。

## 卵焼き

［材料］ 作りやすい分量

卵 ……2個
桜えび … 小さじ1
青のり …… 小さじ1/2
しょうゆ …… 小さじ1/2～1
オリーブオイル …… 小さじ1

［作り方］

1. ボウルに卵を割りほぐし、オリーブオイル以外の他の材料を入れて混ぜる。

2. フライパンまたは卵焼き器にオリーブオイルをひいて熱し、卵焼きを作る。

＼ポイント＆アレンジ例／

お弁当に入れる卵焼きは卵1個分で十分。ぶりと同様、残りは夕食に。卵に入れるのは桜えびや青のり以外にもしらす、ねぎ、のりなどを入れてたんぱく質やミネラルを増やしてみて。

# やわらかチキン定食

◆ Menu ◆

もち麦ご飯
やわらかチキン
小松菜のみそ汁
にんじんサラダ

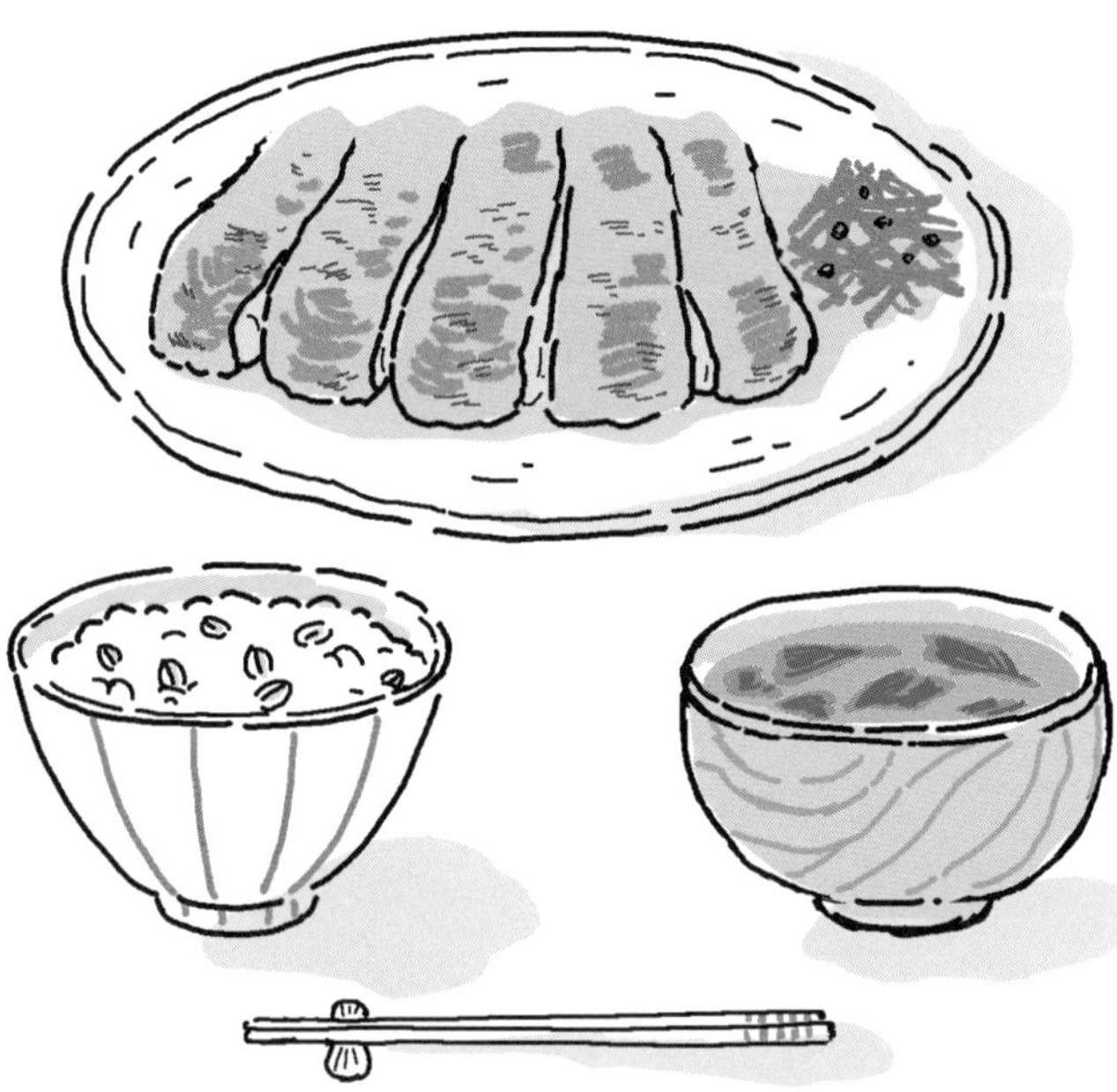

## お肉は塩麹に漬けて やわらか&消化吸収アップ

ご飯に肉料理、サラダとみそ汁の定食スタイルでPFCのバランスは問題なし。鶏肉のたんぱく質は、塩麹に漬けることでアミノ酸に分解されるので、消化しやすくなるのもポイントです。みそ汁は青菜を入れてビタミンとミネラルを、にんじんサラダはアーモンドでミネラルの補強をしましょう。

## やわらかチキン

［材料］ 1人分

鶏もも肉 …… 100g
塩麹 …… 小さじ1程度
オリーブオイル …… 小さじ1/2
こしょう ……お好みで

＼ポイント＆アレンジ例／

塩麹以外でも、りんごや玉ねぎのすりおろしに漬けても鶏肉はやわらかくなります。鶏もも肉は買ってきた時点で塩麹に漬けておくと焼くだけなので簡単です。

［作り方］

1. 鶏肉は塩麹に漬けて10分以上（一晩でもOK）おく。

2. フライパンにオリーブオイルをひいて熱し、1を皮側から焼く。

3. 両面しっかり焼き、火が通ったらこしょうを振り、食べやすい大きさにカットして完成。

## にんじんサラダ

［材料］ 作りやすい分量

にんじん ……1本
塩 …… 小さじ1/2

A
酢（あればりんご酢） …… 大さじ2
きび砂糖 …… 小さじ2
塩 …… 小さじ1/4

B
オリーブオイル …… 大さじ1
こしょう …… 少々

アーモンド …… 4～5粒

［作り方］

1. にんじんはヘタを切り落とし、皮をむいて幅3～4㎜の千切りにする（スライサーやピーラーを使ってもOK）。アーモンドは刻むか、砕く。

2. ボウルに1のにんじんと塩を入れて揉み込み、5分おく。

3. 別のボウルにAを混ぜ合わる。2のにんじんがしんなりしたら、水気をギュッと絞って加え混ぜ合わせる。

4. 3にBを加えて全体を混ぜ、アーモンドも加えて混ぜ合わせたら完成。

＼ポイント＆アレンジ例／

酢を使うことで、たんぱく質やビタミン、ミネラルの吸収を促します。多めに作って常備菜にすると◎。にんじんサラダの酢はバルサミコ酢を使ってもおいしい。

# 鮭のカレームニエル定食

◆ Menu ◆

もち麦とろろご飯
なめこと豆腐のみそ汁
鮭のカレームニエル
パプリカのピクルス

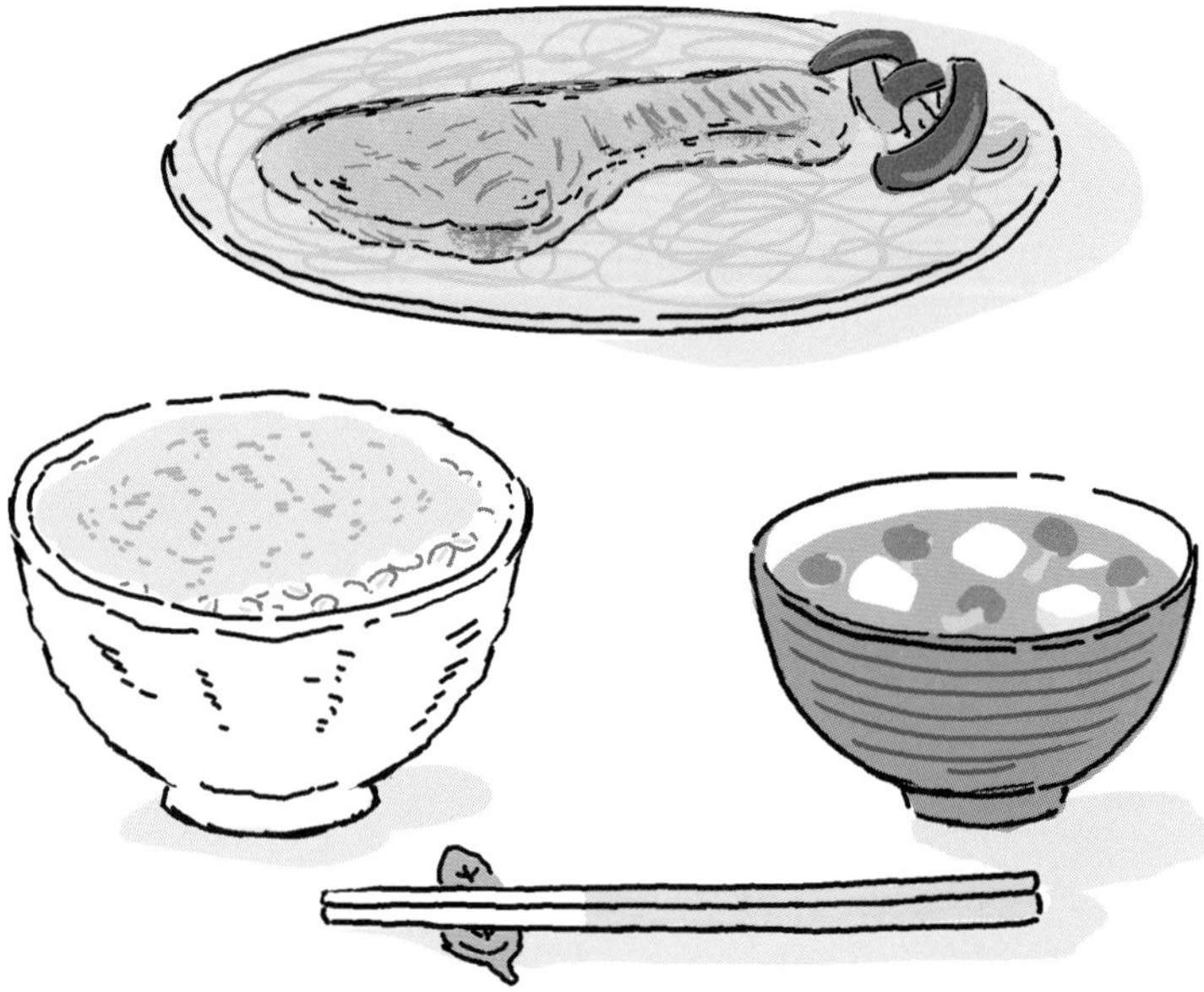

## 消化吸収を助けてくれる食材で お疲れ胃腸向けのメニュー

ご飯にかけるとろろには消化酵素が含まれていて、消化をサポートします。またピクルスに使う酢も胃酸の分泌を促し消化吸収を活発にしてくれるので、胃腸がお疲れのときにおすすめ。鮭に使うカレー粉にはターメリックが含まれていて、脂肪の代謝を助ける強い味方になります。

## 鮭のカレームニエル

［材料］ 1人分

生鮭 ……1切れ
塩 …… 小さじ 1/6 弱
カレー粉 …… 適量
片栗粉 …… 大さじ 1/2 ほど
オリーブオイル …… 小さじ 1/2

＼ポイント&アレンジ例／

鮭は無塩のものをチョイスしましょう。鮭以外でも、たらなどの白身魚でもおいしくできるレシピ。少し多めに作ればお弁当のおかずにも最適です。

［作り方］

1. 鮭全体に塩を少し多めにかけ、5～10分おく。

2. 塩がなじんだら水気を取り、カレー粉を全体に振って片栗粉をまぶす。

3. フライパンにオリーブオイルをひいて熱し、鮭を中火で焼く。盛り付けるときに上になる面を先に焼く。

4. 2～3分焼いて焼き色がきれいについたら裏返して、両面焼いたら完成。

## パプリカのピクルス

［材料］ 作りやすい分量

パプリカ（赤）……1/2個
パプリカ（黄）……1/2個
A 酢（米酢 or りんご酢）……大さじ5
　はちみつ……大さじ3～4
　塩……大さじ 1/2

＼ポイント&アレンジ例／

パプリカの代わりに、にんじんを使ってもOK。またきゅうりやわかめ、たこを使えば酢の物にもなります。作る時間がなければ、市販のもずく酢を1品に加えてもいいでしょう。

［作り方］

1. パプリカはスティック状、または3㎝角に切る。

2. ボウルにAを入れてよく混ぜ合わせる。

3. 2に1のパプリカを加えて混ぜ合わせ、冷蔵庫で1時間以上漬けたら完成。

# 夜遅ごはんのお助けメニュー

◆ Menu ◆

## 具だくさんスープ
## もち麦ご飯
## 漬物

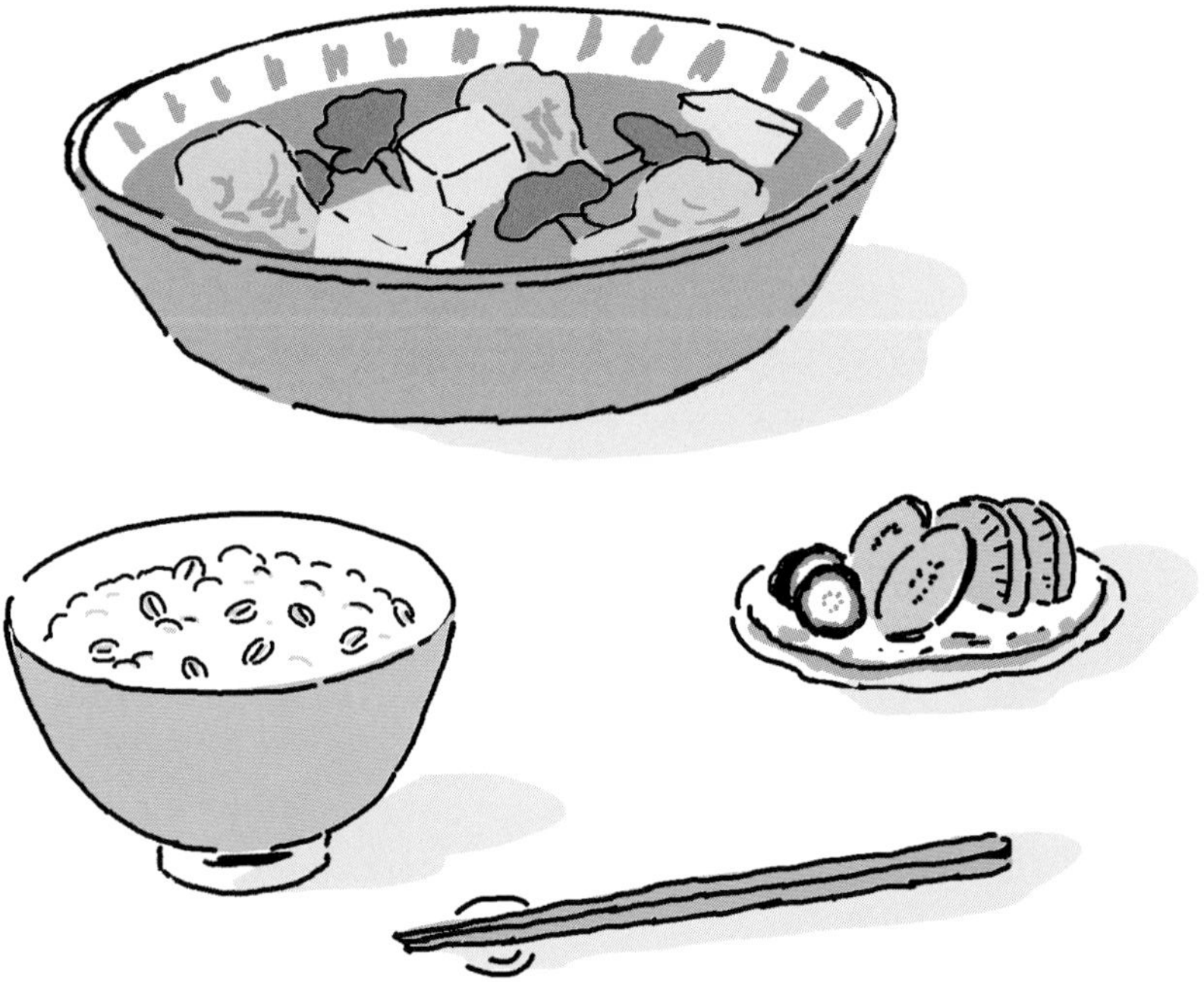



## カラダに優しいスープがメインの
## 夜遅ごはんの理想型！

夜遅くに食べて寝るまでの時間が短いときは、消化に時間がかかるものは控えることが大切です。脂っこいものや生野菜は控え、野菜入りの温かい汁物をメインに。汁物の水分でお腹が膨れやすく、少量で満足感が得やすいのでおすすめ。具だくさんにすれば栄養バランスも整います。夜遅ごはんでも、たんぱく質は必ず摂るようにして。

# 具だくさんスープ

［材料］ ２～３人分

鶏手羽元 …… ６本
豆腐 …… 1/2 丁
まいたけ …… 100g
ほうれん草 …… １～２束
昆布 …… 5㎝角１枚
かつお節 …… ５g
酒 …… 大さじ１
しょうゆ …… 大さじ３～４

［作り方］

1. 鍋に水 800㎖（分量外）を入れ、手羽元、手で割いたまいたけ、昆布を加えてふたをして煮る。沸騰したら酒、かつお節を加え、弱火で煮込む。

2. １を煮ている間に、豆腐、ほうれん草を食べやすい大きさに切る。

3. １を 10 分ほど煮る。豆腐とほうれん草を加え、豆腐が温まったらしょうゆで味を調えて完成。

＼ポイント＆アレンジ例／

野菜類は大根、にんじん、他の青菜、きのこ類などなんでもいいでしょう。できるだけいろいろな種類の野菜を。手羽元は塩麹に漬けておくと、さらに食べやすく消化を促します。

Column 2

# 老けないカラダをサポートするおすすめサプリメントミニマム・ラインナップ

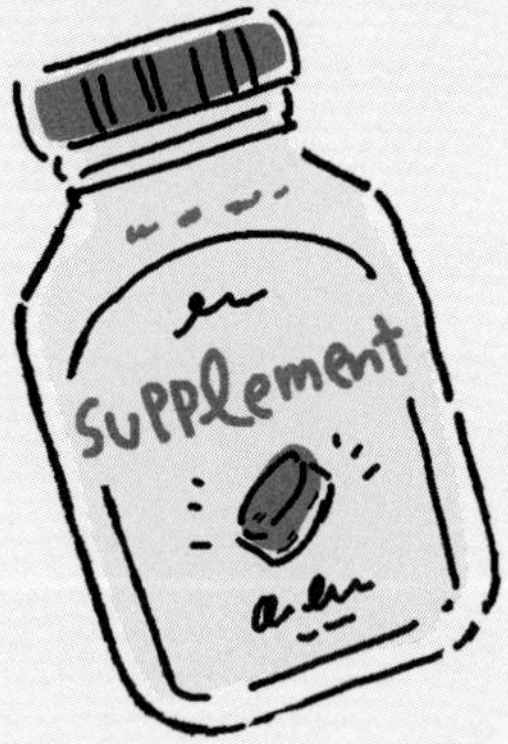




## 栄養摂取の基本は食べ物。それでも足りないときはサプリを

どんなに栄養価の高い食材を使った食事をしていても、消化吸収して代謝できないカラダだと、その栄養の大部分は排出されてしまいます。また、食事制限をしたり、食事量が少なかったりすると、必要な栄養素の総量が足りません。何が足りないのかが判断できた上であれば、サプリメントは有効です。

まず、消化酵素の入ったサプリがおすすめ。食べたものを消化吸収して代謝できるようにサポートしてくれます。代謝できるカラダに整うと、サプリを摂っても吸収しやすくなります。次に、食べ物からでも摂りきれない亜鉛、マグネシウムといったミネラル、そして摂ってもすぐに排出されてしまうビタミンがミニマムとして摂りたいサプリメント。ただし、サプリメントを摂っているから大丈夫ではなく、あくまできちんとした食事あってのことです。

## ① 消化酵素

糖質を分解するアミラーゼ、たんぱく質を分解するプロテアーゼ、脂質を分解するリパーゼなどの消化酵素入りのサプリは、三大栄養素の消化吸収を助けてくれます。食前もしくは食後に飲むことで、消化力が上がるので効率よく体内でエネルギーを作って使うことができます。

## ② マルチビタミン

代謝の機能を維持し、抗酸化力のあるビタミンは、約 12 種類。これらを効率よく摂れるマルチビタミンは、カラダに入っても排出されやすいので、こまめに摂取することがポイントです。朝などに 1 日の摂取量を1回で飲むのではなく、朝昼晩に分けて食前に摂るようにしましょう。



## ③ 亜鉛

食事からは摂りにくく、不足しがちな亜鉛は、たんぱく質代謝を促すのに欠かせない存在です。1 日 10 mgを目安にサプリで摂取できるよう選びましょう。飲むタイミングは食前でも食後でもOK。ただし吸収阻害があるため、マグネシウムとは別のタイミングで摂るのがおすすめ。

## ④ マグネシウム

エネルギーを作り、たんぱく質の代謝に必須なものですが、不足している人がほとんどです。1日に 300 mgは最低必要で、サプリメントで 1 日 200mg は摂取しても比較的過剰摂取になる心配がありません。亜鉛と同様、食事に合わせて飲み、空腹時には飲まないように。

# 老けないカラダをつくる
# 5つの運動メニュー

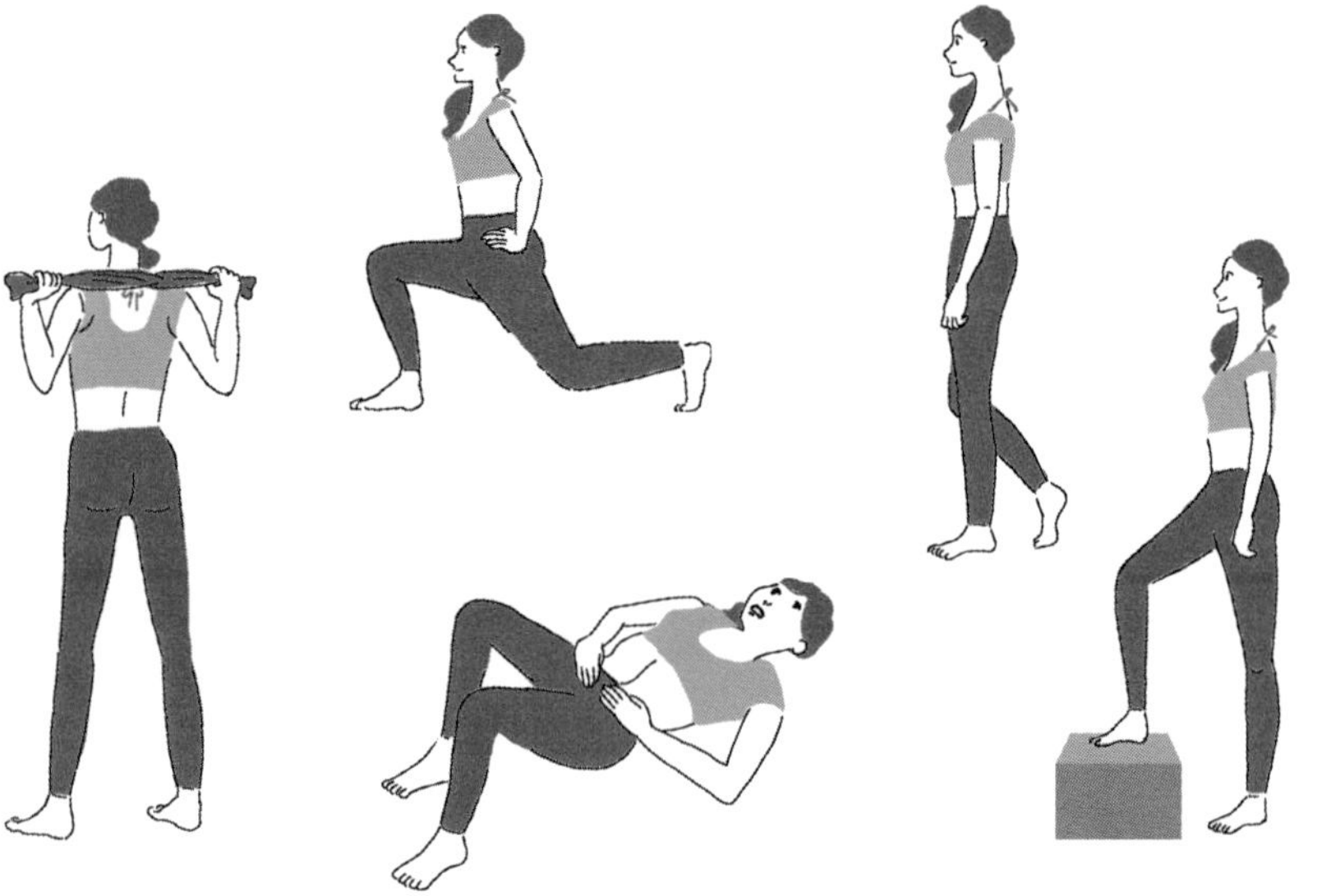



## 有酸素運動で活動代謝量を上げて気になる部位はエクササイズ

老けないカラダと肌を維持するには、食事が重要だとお伝えしてきました。でも年齢とともにどうしても、筋肉や肌だけでなく消化機能も衰えます。今までと同じように食べていても、同じ体型を維持できないのはそのためです。そこで食事の見直しとセットで、簡単な運動を継続することをおすすめします。

運動のポイントは2つ。活動代謝量を増やすための有酸素運動と、年齢が出やすい部位を集中的にケアするエクササイズの両立です。有酸素運動は、活動代謝量を増やしてエネルギーを使うことで、食べ物で得た分のエネルギーを消費するサイクルを調整します。部位別のエクササイズでは背中、お腹、下半身など、脂肪がついてたるみやすく、老けて見える部位を引き締めます。これからご紹介する5つの運動、ぜひ実践してください。

# 5つの運動ポイント

## 活動代謝量アップ

### 1 ウォーキング

1日のトータルで7000歩、これで基礎代謝など他の消費エネルギーと合わせて、ようやく食事の摂取エネルギーとプラマイゼロ。できればこれ以上の歩数を目指して！

### 2 踏み台昇降

ウォーキングより効率よく活動代謝量を稼げるのが踏み台昇降。目安は20分くらい。家の中でもできるので、隙間時間を見つけてちまちま活動消費量を増やしてください。

## 気になる部位にアプローチ

### 1 ラットプル（背中）

はじめに老けが出るのに気づきにくく、ケアを後回しにしがちな背中。背中が衰えると姿勢が崩れ、肉がつまめるようになってしまいます。その前にコツコツ鍛えて引き締めましょう。

### 2 ドローイン（お腹）

気になる部位で断トツに多いのがお腹。内臓周りの筋肉の衰えにより､内臓が下垂してお腹がぽっこり。解消するには､呼吸によってインナーマッスルを引き締めて内臓を正しい位置に戻します。

### 3 バックランジ（下半身）

お尻、内もも、裏ももとたるんで老化が出やすい部位にフォーカス。またこの動きは、腰から股関節に延びて姿勢の維持に関わる「腸腰筋」にもアプローチしてくれます。

{活動代謝量} アップ

1

目標は1日7000歩以上

# ウォーキング

Back

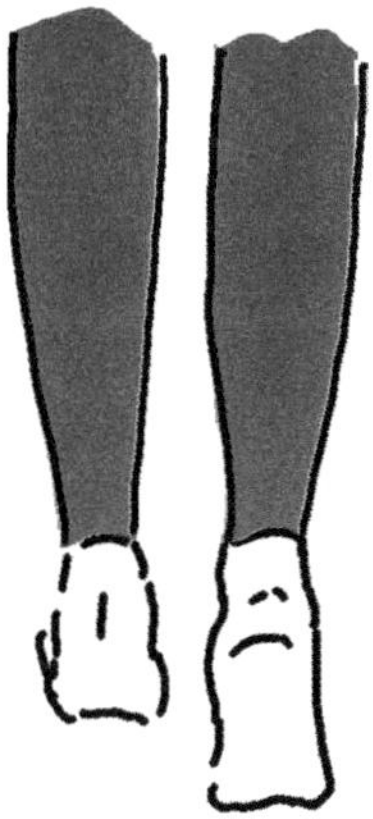

後ろの足は親指でまっすぐ地面を押し出すようにして、骨盤を前に出します。

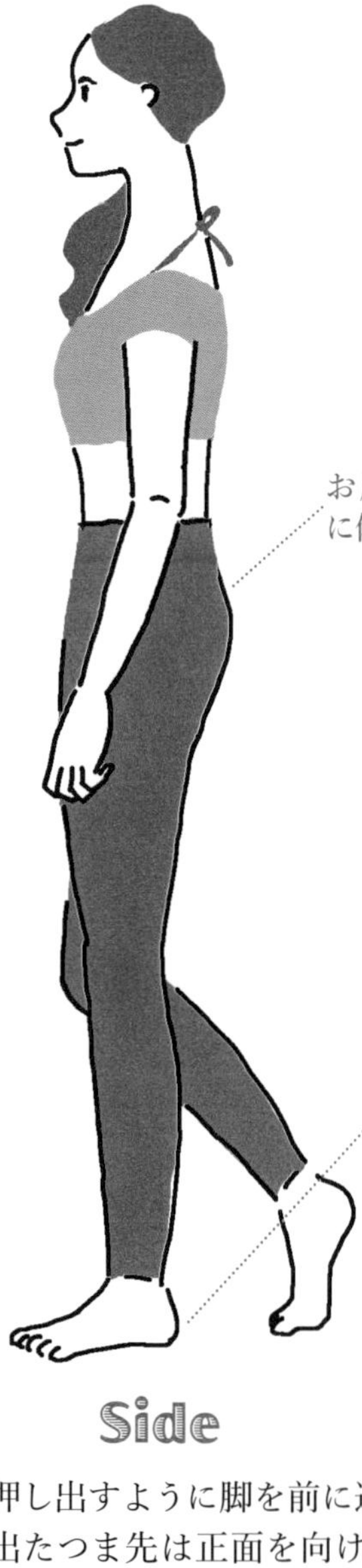
お尻の上部の筋肉に体重をのせる
かかとの外側から着地
つま先は正面に

Side

骨盤を前へ押し出すように脚を前に運びます。自然と前に出たつま先は正面を向けて、足裏の外側から足裏全体に体重を移動します。

{活動代謝量アップ} 2

シンプルだけど効果抜群

# 踏み台昇降

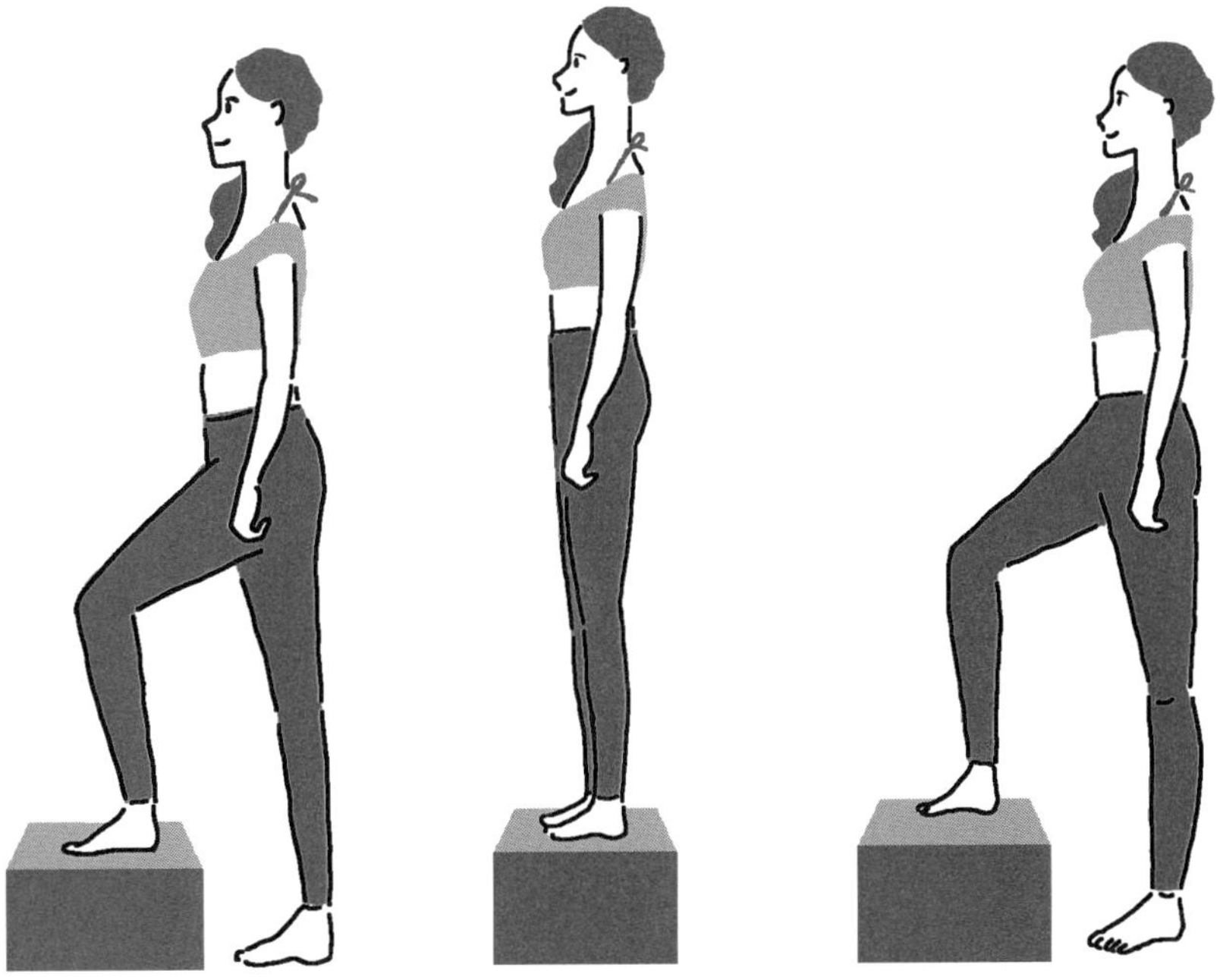

1

高さ15～20㎝程度の台に右脚を乗せます。足の人差し指、膝、股関節は正面を向け、カラダは上に伸びるように。右脚に重心を移しカラダを持ち上げ、左脚も台の上に乗せます。

2

膝が内側に入らないように、小指と薬指で体重を支えるイメージで右脚に重心を乗せ続けます。左脚は添えるだけ。重心を移しながら、右脚から下ります。

3

時間は左右各10分で20分が目安。右脚が10分できたら、今度は足を入れ替えて左脚で踏み台に1と同じ要領で上り、また10分続けて行います。

気になる
｛部位｝
に
アプローチ
1

丸まった背中をスッキリ
# ラットプル

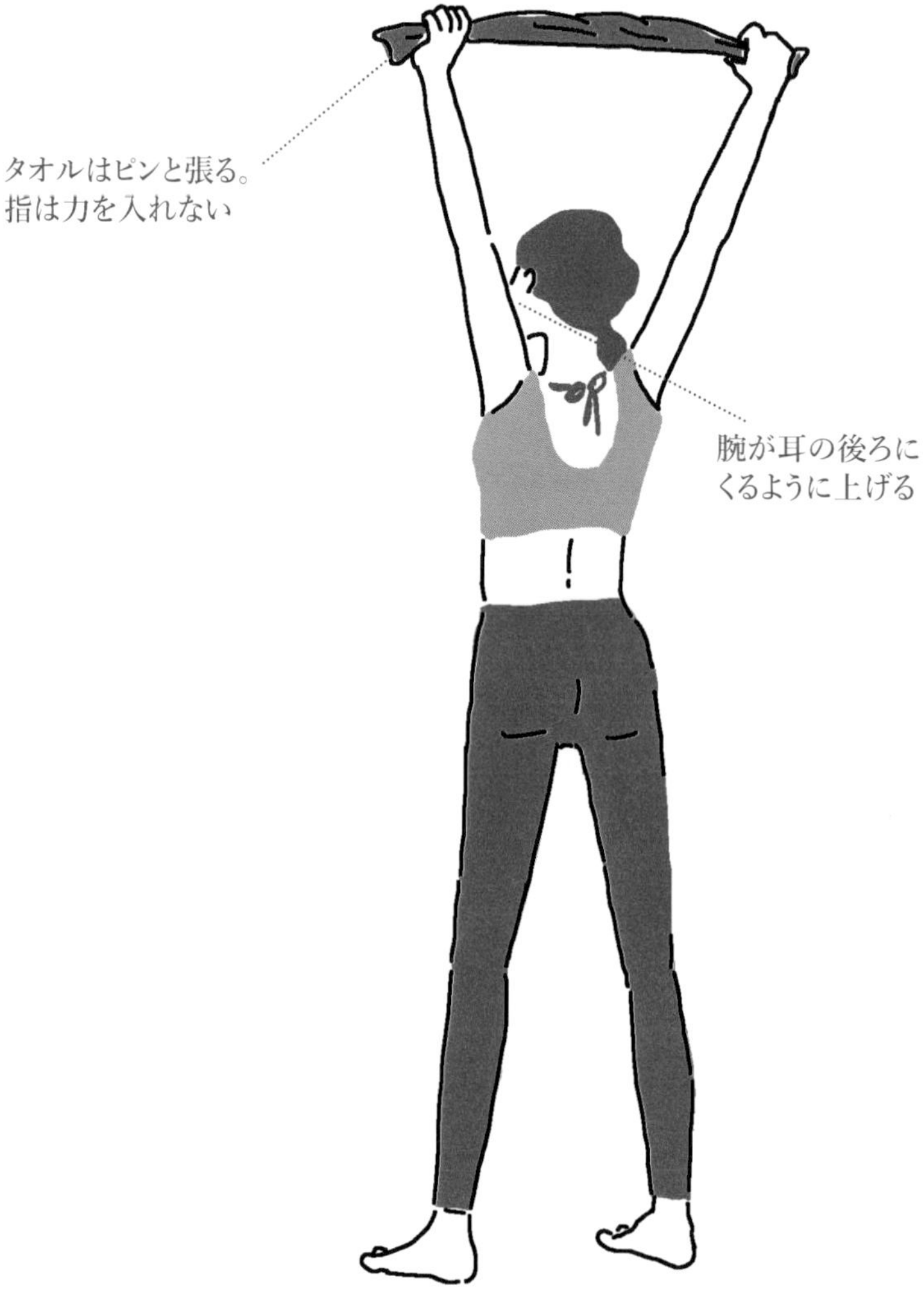
タオルはピンと張る。
指は力を入れない
腕が耳の後ろに
くるように上げる

1

脚を肩幅より少し広めに開き、フェイスタオルの両端を持って腕を上げます。タオルは小指と薬指で軽く握り、ピンと張ります。

2

胸を突き出して肘を脇腹につけるようにして肩を下げながらタオルを引き、背中の筋肉を収縮させます。肩甲骨を下に集めるように。15～20回×2～3セット。

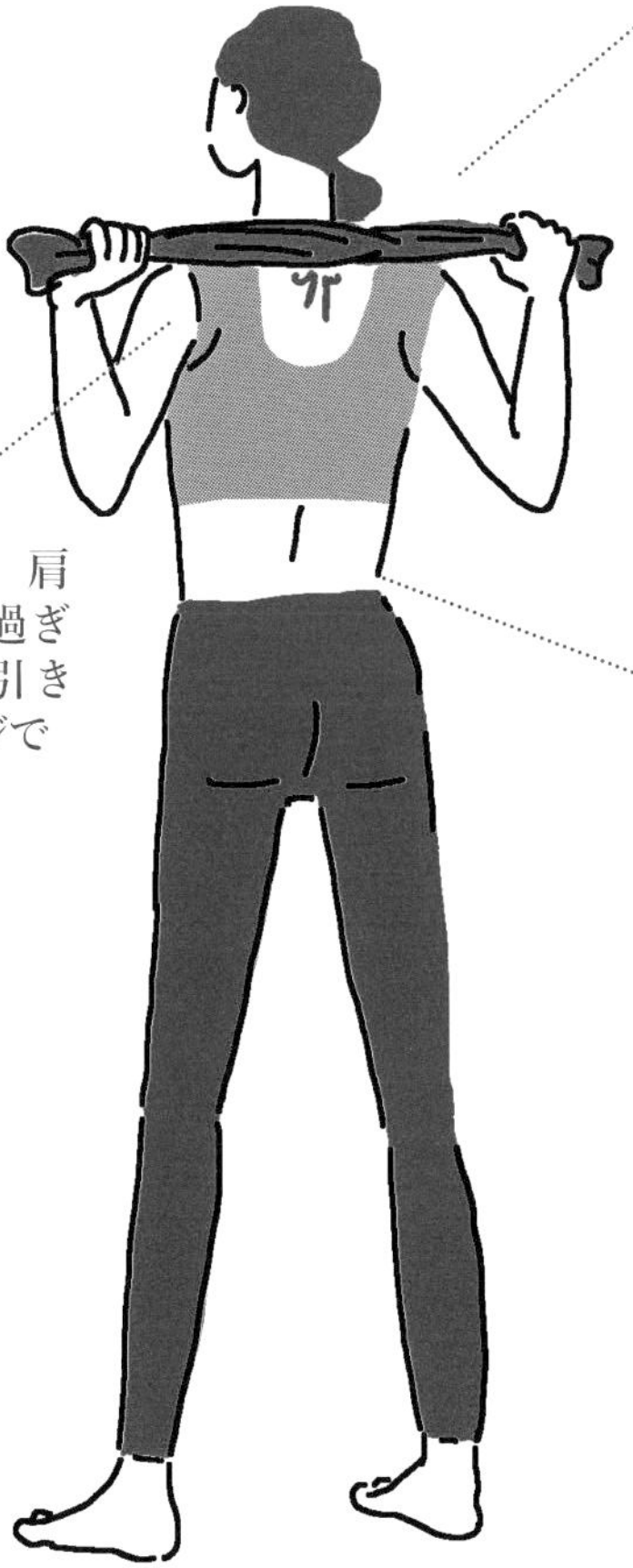
背中の肉を集めるイメージで、肘をカラダに近づける
肩を下げて、肩甲骨を寄せ過ぎない。胸を引き上げるイメージで
腰は反らない

Point

**タオルを引き下げるときは背中の筋肉を意識**

肘を引いてタオルを下げる動作はゆっくり行い、背中の筋肉を下のほうに集めるイメージで行いましょう。

気になる{部位}にアプローチ 2

ぽっこりお腹をへこませる

# ドローイン

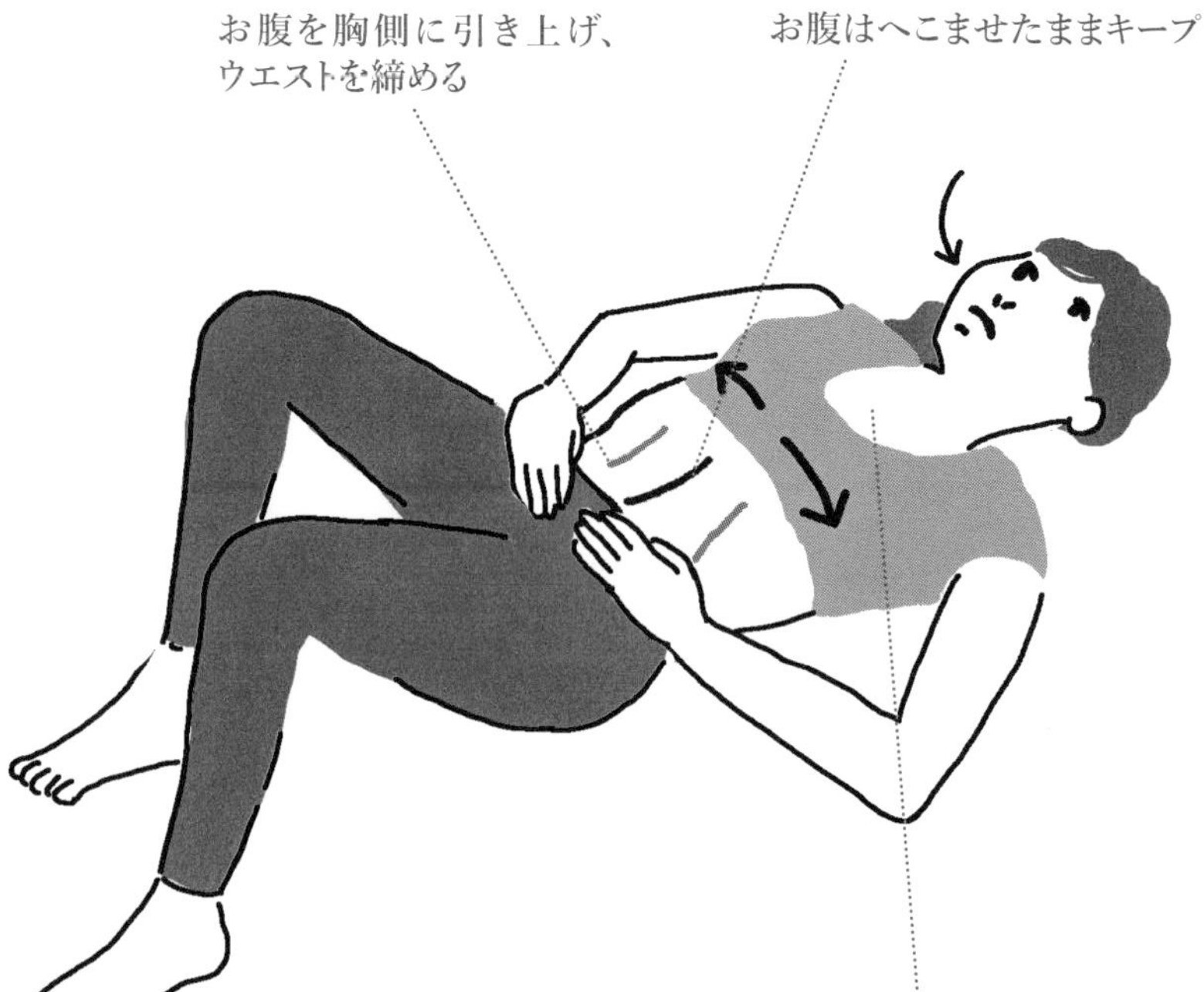

お腹を胸側に引き上げ、
ウエストを締める
お腹はへこませたままキープ
胸だけに空気を入れて肋骨を広げる


1 仰向けになって膝を立て、お腹に手を置きます。鼻から5秒かけてゆっくり息を吸って胸に空気を入れてお腹を薄くします。

## Point

### 下垂した内臓を呼吸によって引き上げる感覚で

お腹をへこませて内臓を引き上げたまま呼吸をすることで、内臓を支えるインナーマッスルが鍛えられます。

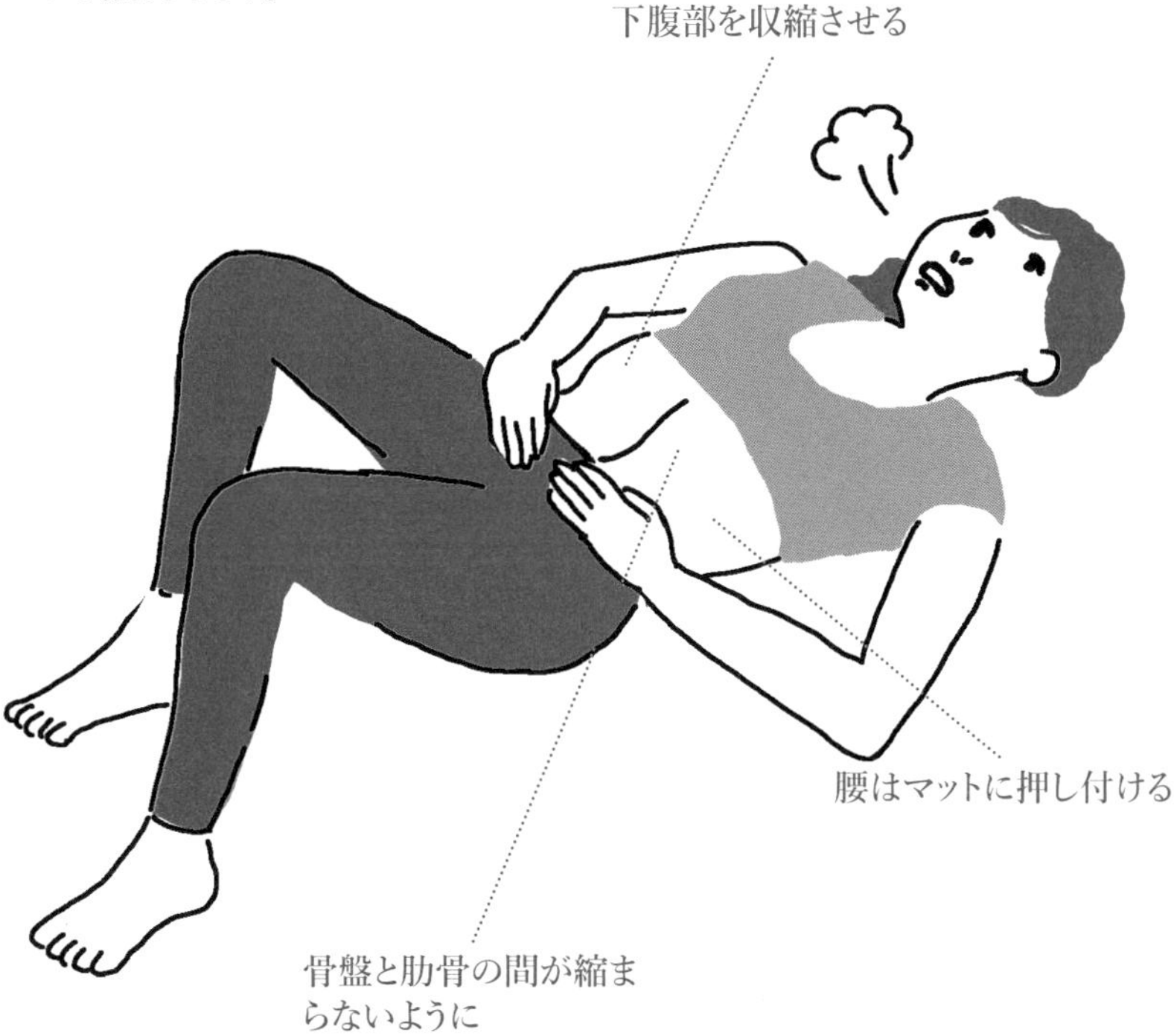
下腹部を収縮させる
腰はマットに押し付ける
骨盤と肋骨の間が縮まらないように

2 お腹をへこませたまま口から５秒かけてゆっくり息を吐ききります。次に息を吐くときもお腹はへこませたまま。これを 10 回行います。

気になる{部位}にアプローチ 3

## 太もも、お尻を引き締め

# バックランジ

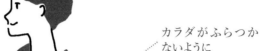

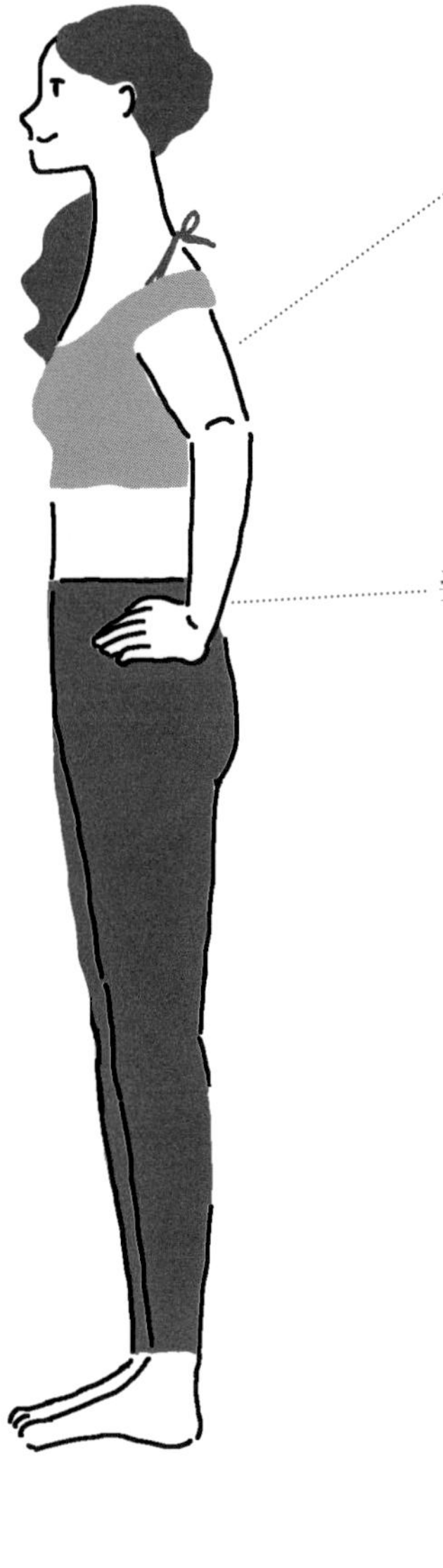

カラダがふらつかないように
姿勢を正す



**Point**

### 腸腰筋を使って歩くときの脚の切り替えを意識

前ももからお腹の奥にある腸腰筋を伸ばしては縮める動き。これは歩くときの動作です。この筋肉は背骨を引き上げる働きもあるので、姿勢が整います。

1 腰に手を当てて足をそろえて立ちます。

# 2

左脚を大きく後ろに引きます。右のお尻と、左の前ももが伸ばされているので、反動を使って左右の脚を引き寄せて1の姿勢に戻ります。左右交互に20回× 2～3セット行います。

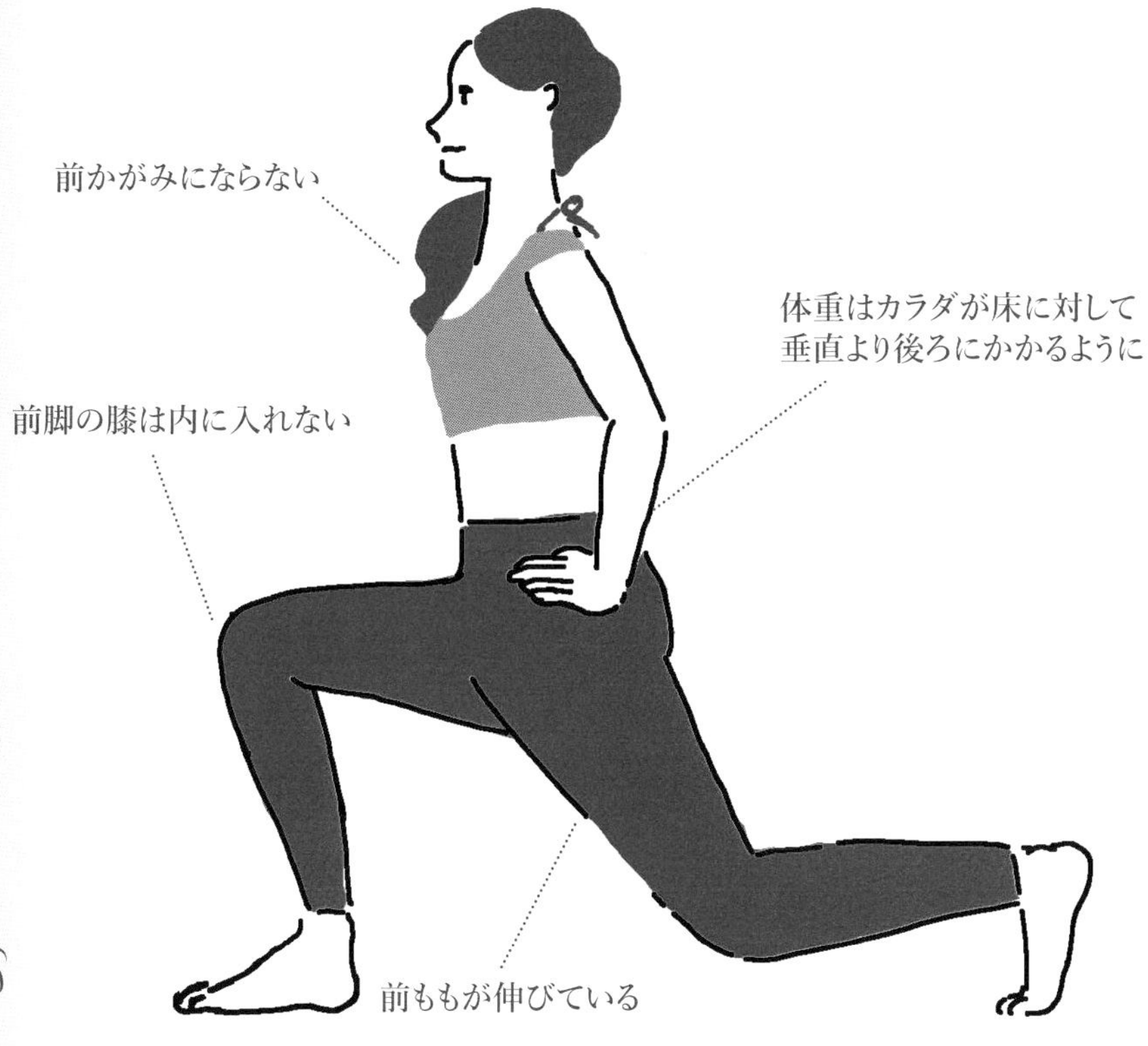
前かがみにならない
体重はカラダが床に対して
垂直より後ろにかかるように
前脚の膝は内に入れない
前ももが伸びている

著者略歴

**森 拓郎**（もり・たくろう）

フィットネストレーナー、ピラティス指導者、整体師、美容矯正師。大手フィットネスクラブを経て、2009年、自身のパーソナルトレーニングスタジオ『rinato』を東京・恵比寿にオープンし、ボディメイクやダイエットを指導。足元から顔までを美しくする【ボディワーカー】として、運動の枠だけにとらわれないさまざまな角度からボディメイクを提案する運動指導者として活躍し、ファッションモデルや女優などの著名人のクライアントも多く、その指導に定評がある。テレビ、雑誌など多くのメディアで注目されている。
著書に『運動指導者が断言！ダイエットは運動１割、食事９割』（ディスカヴァー・トゥエンティワン）、『30日でスキニーデニムの似合う私になる』（ワニブックス）、『ボディメイクストレッチ』（小社刊）などがある。

# きれいな人の老けない食べ方

2021年8月31日　初版第1刷発行

著　者　森 拓郎
発行者　小川 淳
発行所　SBクリエイティブ株式会社
〒106-0032　東京都港区六本木2-4-5
電話：03-5549-1201（営業部）

装　丁　加藤京子（sidekick）
イラスト　ashimai（表紙・扉イメージ）、長谷川ひとみ
本文·DTP　アーティザンカンパニー
編集協力　峯澤美絵
料理監修　園部裕美
校正　聚珍社
編集担当　小澤由利子（SBクリエイティブ）
印刷・製本　中央精版印刷株式会社

本書をお読みになったご意見・ご感想を
下記URL、またはQRコードよりお寄せください。
https://isbn2.sbcr.jp/09511/

落丁本、乱丁本は小社営業部にてお取り替えいたします。定価はカバーに記載されております。本書の内容に関するご質問等は、小社学芸書籍編集部まで必ず書面にてご連絡いただきますようお願いいたします。

ISBN978-4-8156-0951-1